Otto Naegeli

Behandlung und Heilung von Nervenleiden und Nervenschmerzen durch Handgriffe

Verlag
der
Wissenschaften

Otto Naegeli

Behandlung und Heilung von Nervenleiden und Nervenschmerzen durch Handgriffe

ISBN/EAN: 9783957005298

Auflage: 1

Erscheinungsjahr: 2015

Erscheinungsort: Norderstedt, Deutschland

Hergestellt in Europa, USA, Kanada, Australien, Japan
Verlag der Wissenschaften in Hansebooks GmbH, Norderstedt

Cover: Sandro Botticelli "die Geburt der Venus"

Verlag
der
Wissenschaften

Nervenleiden

und

Nervenschmerzen,

ihre Behandlung und Heilung

durch Handgriffe.

Für Aerzte und Laien

gemeinverständlich dargestellt

von

Dr. med. Otto Naegeli.

Mit 22 Abbildungen im Text.

Zweite gänzlich umgearbeitete und bedeutend vermehrte Auflage.

Jena

Verlag von Gustav Fischer

1899.

Binswanger, Dr. Otto, o. ö. Professor der Psychiatrie und Direktor der psychiatrischen Klinik zu Jena, **Die Pathologie und Therapie der Neurasthenie.** Vorlesungen für Studierende und Aerzte. 1896. Preis: brosch. 9 Mark, geb. 10 Mark 20 Pf.

St. Petersburger Med. Wochenschrift No. 9, 1897:

Das vorliegende Werk reiht sich den hervorragendsten Leistungen der deutschen medicinischen Litteratur an; es ist von langer Zeit vorbereitet worden, aus den Vorlesungen, die Binswanger seit einer Reihe von Jahren auf der Jenenser Universität liest, entstanden und bietet thatsächlich eine vollständige uud erschöpfende Darstellung dieser modernen Krankheit unseres Jahrhunderts. Der Verfasser imponirt durch die Sorgfalt und Genauigkeit, mit welcher die einzelnen Abschnitte behandelt sind, durch die Klarheit der Darstellung und durch die reiche praktische Erfahrung, welche aus jeder Zeile hervorleuchtet. Der Leser hört das Urtheil eines klaren Kopfes, der viel und scharf beobachtet hat, seine Erfahrung auch auf's Beste zu verwerthen weiss. Von sehr grossem Werthe sind eben die in dem Werke eingestreuten zahlreichen Krankengeschichten, die in eindringlichster Weise vom Verfasser beleuchtet werden und somit zum leichteren Verständnis der vierschiedenen Typen der Neurasthenie beitragen. In musterhafter Weise sind auch die Kapotel über die Prognose und Diagnose und über die Therapie der Neurasthenie abgehanelt worden, indem Verfasser ganz besonders bemüht war, den praktischen Bedürfnissen des Therapeuten gerecht zu werden. Es sei das Werk aufs Wärmste allen interessirenden Kreisen anempfohlen; der praktische Arzt wird aus dem Buche Anregung und Belehrung in Hülle und Fülle schöpfen.   Abelmann.

Schmidt's Jahrbücher in Leipzig:

. . . . In Summa, B.'s Lehrbuch ist ein lehrreiches Buch, das den Fachgenossen und den praktischen Aerzten, so weit sie Zeit haben, angelegentlich zu empfehlen ist.
                                                                                          Möbius.

Deutsche Medicinalzeitung Nr. 78, 1897:

. . . . Wem daran liegt, einen der wichtigsten Gegenstände unseres Berufes und zwar gerade einen von denjenigen, die in das Bereich der alltäglichen Praxis fallen, von Grund auf in aller Vollständigkeit kennen zu lernen, der nehme dieses Buch zur Hand.

Münchener med. Wochenschrift vom 11./5. 1897:

. . . Das Buch verdiente eine längere Besprechung. Wenn auch noch andere gute Monographieen der Neurasthenie existieren, so sichern ihm die angeführten Eigenthümlichkeiten, sowie der besonders hervorzuhebende Umstand, dass der Verfasser sich überall auf eigene Beobachtungen stützt, einen hervorragenden Platz in der Litteratur.   Bleuler.

Die ärztliche Praxis No. 5, 1898:

Wenn uns der bekannte Jenenser Psychiater Otto Binswanger ein Werk über Neurasthenie ankündigt, sind wir wohl im Voraus berechtigt, ein bedeutendes und vorzügliches Opus zu erwarten. Nun, unsere Erwartungen sind bei dem eingehenden Studium des umfassenden Lehrbuchs nicht nur nicht getäuscht, sondern sogar in vielen Beziehungen mehr als übertroffen worden . . . . Die Lectüre des Buches wird durch die gewählte Form der Vorlesungen besonders fesselnd anregend, wenn auch vielleicht gerade dadurch eine häufigere Wiederholung einzelner Punkte nicht zu umgehen war. Andererseits gehen aber dadurch die wichtigen Lehrsätze des Verfassers auch in succum et sanguinem des Lesers über. Als besonders hervorragend möchten wir die ersten beiden Vorlesungen bezeichnen. In der ersten wird die Pathogenese der vielgestaltigen Erkrankung durch eine geistvolle Hypothese, die zuletzt auf eine molecular-chemische Veränderung der Nervensubstanz sich bezieht, erläutert, während in der zweiten das Dunkel der nervösen Disposition durch in alle Einzelheiten eingehende Darlegungen aufgehellt wird. In allen Kapiteln sind interessante Krankengeschichten aus der reichen Erfahrung des Nervenarztes eingestreut, die besonders durch ihre kurze prägnante Schilderung anziehend und belehrend wirken. In Summa können wir das Werk insbesondere dem praktischen Arzte auf's Angelegentlichste empfehlen. Er wird darin eine reiche Fundgrube der Belehrung finden, die ihm bei der so überaus schwierigen Behandlung einer neurasthenischen Kranken nur von grossem Nutzen sein wird.

—— **Die pathologische Histologie der Grosshirnrinden-Erkrankungen** bei der allgemeinen progressiven Paralyse mit besonderer Berücksichtigung der acuten und Frühformen. Monographisch bearbeitet. Mit 1 lithographischen Tafel und 1 Abbildung im Text. Preis: 4 Mark.

Behandlung und Heilung

von

Nervenleiden und Nervenschmerzen

durch Handgriffe.

Für Aerzte und Laien

gemeinverständlich dargestellt

von

Dr. med. Otto Naegeli.

Mit 22 Abbildungen im Text.

Zweite gänzlich umgearbeitete und bedeutend vermehrte Auflage.

Jena

Verlag von Gustav Fischer

1899.

Vorwort zur I. Auflage.

Die neue Behandlungsmethode einer Reihe von nervösen Störungen, welche ich in meiner gegenwärtigen Arbeit den Kollegen vorlege, besteht in einem System von Handgriffen die modifizierend und umstimmend, direkt oder indirekt, auf Cirkulation und Innervation einwirken und dadurch imstande sind, gestörte Nerventhätigkeit wieder ins Gleichgewicht zu bringen.

Es sind rein physiologische Vorgänge, die sich während der Dauer unserer Manipulationen im Körper des Behandelten abspielen; die Handgriffe entfalten daher ihre Wirkung, ob der Patient die Intention des Arztes verstehe oder nicht erfasse, ob er in die Behandlungsweise Glauben setze oder sich dagegen skeptisch verhalte, wenn nur die Indikation richtig gestellt und die Ausübung der Prozedur eine korrekte und konsequente ist.

Überall habe ich versucht, auf Thatsachen gegründete Erklärungen der physiologischen Wirkung meiner verschiedenen Handgriffe zu geben; mögen dieselben angegriffen werden, dankbar nehme ich jede Belehrung entgegen, mache aber stets Front gegen den Denknihilismus, den die Schlagwörter Suggestion und Autosuggestion involvieren.

Es liegt in der Natur des behandelten Themas, das nur subjektive Empfindungen und Vorstellungen beschlägt, daß auch subjektive Eindrücke und Erwägungen bei den Schlußfolgerungen eine große Rolle spielen mußten, weil eben das physiologische Experiment gänzlich ausgeschlossen war. Strenge Selbstkontrolle und eine große Kasuistik hatten dafür in die Lücke zu treten.

Die Zahl meiner manuell behandelten Kranken übersteigt bereits das erste Tausend; die der ausgeübten Einzelmanipulationen geht über sechstausend.

Meine Erfolge sind von einer Reihe hervorragender Ärzte kontrolliert und anerkannt worden; insbesondere hat die Redaktion des „Korrespondenzblatt für Schweizer Ärzte" zu wiederholtenmalen auf die wunderbare Wirkung meiner Handgriffe gegen Kopfschmerz hingewiesen.

Alle Manipulationen zeichnen sich aus durch Einfachheit und Schmerzlosigkeit bei ihrer Anwendung, sowie durch die Kürze der Zeit, während welcher sie ausgehalten werden müssen, ihre Erlernung bietet daher nicht die mindesten Schwierigkeiten. Dennoch kann ich nicht genug betonen, man möge sich ja genau an meine gegebenen Vorschriften halten und bei der Kritik berücksichtigen, daß erst eine längere Übung jene Sicherheit der Technik verschafft, welche die Vorbedingung eines erfreulichen Resultates ist.

Ich bin weit entfernt, meine manuelle Behandlungsmethode der Neuralgien und Neurosen als Universalmittel anzupreisen, halte aber dafür, es werde sich jeder Arzt glücklich schätzen, wenn er zur Beseitigung von derart schmerzhaften und lästigen Leiden jederzeit so durchaus einfache Mittel zur Hand hat, mit welchen er einer Großzahl seiner Kranken sofort Linderung und Heilung verschaffen kann.

So zweifle ich denn nicht, daß mein kleines Werk überall Anklang und günstige Aufnahme finden wird und hoffe bald von vielen Seiten anerkennende und zustimmende Erklärungen in Empfang nehmen zu dürfen und recht zahlreiche Nachahmer zu finden.

Ermatingen, im Juli 1893.

Dr. O. Naegeli.

Vorwort zur II. Auflage.

Der Wunsch, den ich im Vorwort der 1. Auflage meines Werkes, ausgesprochen habe, mein Verfahren möchte recht zahlreiche Nachahmer finden, ist nur zum Teil in Erfüllung gegangen. Wie ich vorausgesehen habe, sind die Anhänger der Suggestivbehandlung gleich kräftig ins Feld gerückt und haben trotz Allem und Allem die Wirkungen meiner Behandlungsmethode nur als Suggestivwirkung gelten lassen. Ich sah mich genötigt in einem längeren einleitenden Kapitel meinen Standpunkt aufs neue zu präcisieren und zu behaupten.

Von sehr vielen Kollegen sind mir zustimmende und aufmunternde Zuschriften geworden. Der leider nun verstorbene

Prof. v. Sury schrieb mir wörtlich: „so oft ich Ihre Handgriffe anwende — bei Kopfweh, Keuchhusten, Brechreiz etc. — gedenke ich in Verehrung und Dankbarkeit Ihrer", eine Anerkennung, wie ich sie mir nicht schöner wünschen könnte.

Bald nach Erscheinen meiner Schrift hat Friedrich Hinz approb. Arzt aus Neusalz a. O., auf Grund einer Inauguraldissertation betitelt: „Behandlung von Neuralgien und Neurosen nach den Methoden von Naegeli durch Handgriffe", in welcher Schrift er neben kurzen Excerpten aus meinem Werk selbständig eine Anzahl eigener Krankengeschichten beigiebt, an der Universität Leipzig den med. Doktortitel erworben.

Eine Reihe von Publikationen hochangesehener Ärzte hat wenigstens Notiz von meinem Verfahren genommen. Prof. Fedor Krause sagt in seinem Werke Die Neuralgie des Trigeminus etc. 1896, C. W. Vogel, Leipzig:

„Zur mechanischen Behandlung gehören auch die von Naegeli angegebenen besonderen Handgriffe, die dem Autor sich in manchen Fällen von Gesichtsschmerz als sehr wirksam erwiesen haben."

R. Stintzing, Prof. in Jena, äußert sich im Handbuch der spec. Therapie der inneren Krankheiten, nach längerer Beschreibung meines Verfahrens zum Schlusse also: „Erfahrungen von anderer Seite liegen noch nicht vor, immerhin liegt dem Verfahren ein guter Gedanke zu Grunde, und so dürften in Fällen, die anderen erprobten Behandlungsmethoden nicht weichen wollen, Versuche mit Naegeli's Handgriffen, da sie keinen Schaden zu bringen scheinen, am Platze sein."

In ähnlicher Weise schreiben und denken eine große Zahl anderer Kollegen.

Dem entgegen möchte ich ihnen allen zurufen: „lernt, studiert, probiert und übt meine Methode erst recht, dann aber wendet sie, wie sie es ihrer Einfachheit und raschen Wirkungsweise wegen wohl verdient, in allererster Linie an und nur wenn Ihr keine Erfolge damit erzielt, mögt Ihr zu komplizierterem Verfahren übergehen!"

Einzelne Kollegen nahmen sich auch die Mühe, bei mir selber die verschiedenen Manipulationen zu erlernen; ich machte dabei oft die Beobachtung, daß auch ein praktischer Arzt recht unpraktisch sein kann, und doch glaube ich, die Beschreibungen und Illustrationen sind so klar und deutlich, daß jeder Laie sogar imstande ist, wenigstens einen Teil der Handgriffe auszuführen.

Dieselbe Ansicht muß auch Reinhold Gerling in Berlin gehabt haben, er gab nämlich eine kleine Broschüre heraus, betitelt: Sofortige Schmerzstillung durch Handgriffe, worin er, allerdings mit Nennung meines Namens und Werkes, und in voller Würdigung meines Verdienstes einen Auszug aus meiner Schrift in für Laien verständlicher Weise und mit Illustrationen bringt.

Er sagt in der Einleitung: Mag der Praktiker oder Arzt immerhin in geeigneten Fällen den Naegeli'schen Griffe sich bedienen, man wird doch zugeben müssen, daß die Wohlthat der Entdeckung erst dann zu voller Geltung gelangt, wenn die Kenntnis der Griffe verallgemeinert wird. Wer geht denn bei Kopfschmerzen oder Magenkrampf gleich zum Arzt? Welche Vorteile bietet der Keuchhustengriff, wenn nicht die Umgebung des Patienten ihn anzuwenden vermag? Was nützt dem Kranken bei täglichen Nervenschmerzen die einmalige Dehnung gelegentlich seiner Wochenbesuche beim Arzte?

Jede Mutter, jeder Vater, jedes Familienglied sollte die Griffe kennen etc.

Daß Herr Gerling recht hat, beweisen die 3 Auflagen, welche seine Broschüre in kürzester Zeit erlebte. Hingegen nicht recht und auch nicht das Recht hatte er, mein geistiges Eigentum zu reproduzieren, ohne mich deshalb auch nur anzufragen, habe ich mir doch in meinem Buche alle Rechte, und darunter war hauptsächlich auch die populäre Bearbeitung meines Verfahrens verstanden, ausdrücklich vorbehalten.

In der vorliegenden, bedeutend vergrößerten und ganz umgearbeiteten, Auflage habe ich darauf Bedacht genommen, alle Beschreibungen und Erklärungen so zu geben, daß sie auch für gebildete Laien verständlich sind. Bei Krankheitsfällen, wo meiner Ansicht nach nur Ärzte eingreifen sollen, habe ich nicht nur dies ausdrücklich betont, sondern auch absichtlich eine weniger populäre Schreibweise beibehalten.

So richte ich denn diesmal mein Wort an Ärzte und Laien zugleich, in der Hoffnung, die Wohlthat, welche die allgemeine Bekanntschaft mit meiner Handgriffbehandlung der leidenden Menschheit bringen muß, möge in die breitesten Schichten des Volkes dringen und recht vielen Bekümmerten und Armen Linderung und Heilung verschaffen.

Ermatingen, November 1898.

Dr. O. Naegeli.

Inhaltsverzeichnis.

Verzeichnis der Holzschnitte.

Einleitung.

Motto: Schafft in der Medizin die Wandlung
Von Therapeutik in Behandlung.

Im Gegensatz zu der stark entwickelten Neigung der heutigen Behandlungsmethode von inneren Krankheiten, das Heil der Kranken zu suchen in umgewandelten chemischen Formeln, tierischen Säften und giftigen Produkten der niedrigsten Pilzformen, möchte ich in folgendem die Heilkunde hinleiten auf einfache, physiologisch wirkende Prozeduren, Handgriffe in des Wortes eigentlichem Sinne, durch welche Störungen in der Blutcirkulation und deren Produkte auf mechanische Weise gehoben und unschädlich gemacht werden können.

Bei vielen und verschiedenartigen Krankheitsformen handelt es sich im Anfange oft nur um Veränderungen im Blutgehalt der betroffenen Organe, um Krampf oder Lähmung der den Kreislauf regulierenden Nerven, manchmal bloß um veränderte Molekularzustände. Neuralgien, durch einmaligen Reiz erzeugt, bleiben sehr häufig noch lange Zeit bestehen, nachdem die Schädigung zu existieren aufgehört hat. Der Nerv befindet sich im Zustande der schwingenden Saite, das Gehirn hält die Erinnerung fest, weil es nicht Zeit und Ruhe findet zur Nachkontrolle. Sind wir aber imstande, die vibrierende Saite zum Stillstand und das Centralorgan dazu zu bringen, sich von der Schmerzvorstellung frei zu machen, so fällt die Neuralgie dahin und ist bleibend geheilt, sofern die veranlassende Ursache nicht weiter fortbesteht.

Eine Reihe von unangenehmen, schmerzhaften und bedenklichen Erscheinungen resultiert aus Überfüllung oder Mangel von Blut im Gehirn. Auch hier überdauert oftmals der Folgezustand die Ursache um lange Zeit. Die Hyperaemia cerebri, activa et passiva, hat sich von alters her besonderer Berücksichtigung seitens der Ärzte zu erfreuen gehabt. Die Geschichte des Aderlasses ist Beweis für das Gesagte. Als man endlich zur Einsicht kam, daß die rohe Prozedur des Blutabzapfens grosse Ähnlichkeit mit der Keulentherapie der Veterinäre besitzt, konnte man doch keinen gleichwertigen Ersatz für den Aderlaß finden und räumte ihm darum noch ein Stubeneckchen im Medizintempel ein. Ich werde zeigen und beweisen, wie mein Kopfstützgriff allen Anzeigen zur Anwendung einer Venenöffnung genügt, ohne einen einzigen ihrer Nachteile zu besitzen.

Die Einführung der Massage in die Medizin war von eminent wohlthätiger Wirkung für viele Nervenleidende, aber von verblüffend minimem Effekt auf die Logik des Behandelnden. Die geschulte menschliche Hand hat eine schöne Reihe von Rezepten ausgewischt. Sie ist aber dazu berufen, noch weit mehr Arzneitöpfe zur Seite zu schieben zum Wohle der Kranken und zur Hebung des gesunkenen Ansehens des ärztlichen Standes.

Die Behandlung durch Hypnose hat sich in der ärztlichen Therapie einen ersten Platz errungen. Mit Recht ist sie aber in Hinblick auf die Dauerhaftigkeit ihrer Erfolge etwas zur Bescheidenheit hingedrängt worden, keineswegs soll ihr die Berechtigung abgesprochen werden, in gewissen Fällen ihre Macht zu zeigen.

Aber alles, was dazu dient, ihr den magischen Schein zu benehmen, wird von dem Arzte, der nur das Wohl seines Kranken im Auge hat und der nicht sich selbst im Zauberglanze spiegeln will, mit Freuden begrüßt werden.

Die Manipulationen, welche ich angebe, sind imstande, in einer Reihe von Fällen den Hypnotismus mit Erfolg zu verdrängen.

Wie ich voraussah, ist von Seite hervorragender Hypnotiseure versucht worden, die Erfolge, welche ich durch meine Handgriffe erzielte, ganz für die Suggestivtherapie in Anspruch zu nehmen. Forel[1] äußert sich darüber folgendermaßen: „Herr Dr. Naegeli in Ermatingen, Kanton Thurgau, Schweiz, hat eine neue Heilmethode erfunden: „Therapie der Neuralgien und Neurosen durch Handgriffe", die zuerst allgemein belächelt wurde, die aber anfängt, Anerkennung bei der wissenschaft-

---

1) Der Hypnotismus etc. von Dr. August Forel, III. Aufl., 1895, S. 184/6.

lichen ärztlichen Welt zu finden, besonders seit sie mit Illustrationen in einem medizinischen Verlag zur Veröffentlichung kam. Als Kollege N a e g e l i die Ankündigung seiner Methode im Schweizer Centralverein mit dem kurzen Wort schloss: „Suggestion ist ausgeschlossen", überflog ein allgemeines Lächeln sämtliche Gesichter. Jetzt hat das Lächeln meistens aufgehört. In der That müssen wir zuerst anerkennen, daß Kollege N a e g e l i mit seiner Methode offenbar viele schöne Heilresultate erzielt hat. Wir müssen ferner zugeben, daß diese Methode s e h r s i n n i g ist, indem sie eine kräftige suggestive Wirkung durch psychisch überraschende, sehr anschauliche und etwas kabalistische (sic!) Handgriffe in loco dolenti erzielt. Das nennt man aber nicht die Suggestion ausschließen, sondern umgekehrt eine sinnreiche und thatkräftige Varietät des Suggerierens erfinden. Thatsächlich können weder Dr. N a e g e l i, noch seine Anhänger den Beweis liefern, daß Krankheiten mit dieser Methode geheilt werden, die nicht durch andere, untereinander ganz inkongruente Heilmethoden und auch durch Suggestion geheilt werden. Noch viel weniger können sie uns eine rationelle, wissenschaftliche Erklärung dafür geben, wie derartige Handgriffe direkt peripherisch heilbringend wirken sollen. Da kommt man einem mit Worten an Stelle erklärender Theorien. Zum Beispiel hat Herr Dr. A m m a n n in München (Münch. med. Wochenschr. vom 28. Aug. 1894) die Ansicht verteidigen wollen [1]), daß beim Kopfgriff N a e g e l i's die Streckung des Halses zwischen $1\,^1/_2$ und 5 cm eine Verlängerung des arteriellen Blutzuflusses ohne Verhinderung des Abflusses herbeiführe und dadurch bei Gehirnhyperämie und Kongestionen nach dem Kopf besser ableitend wirke als kalte Umschläge etc.[2]). Es soll auch nach N a e g e l i unter diesem Griff Blässe im Gesicht folgen, was die Richtigkeit der genannten Erklärung beweisen soll. Nehmen wir selbst an, diese Erklärung sei nachgewiesen, wie kann man sich denn einbilden, daß ein solcher Griff an und für sich dauernde Heilung hervorrufe, wenn nicht durch Suggestionswirkung, d. h. durch definitive Regulierung der Vasomotoren vermittelst Vorstellung und automatisch regulierenden Apparaten des Centralnervensystems? Ebensowenig stichhaltig ist die Nervendehnungstheorie N a e g e l i's, wie über-

---

1) Reproduktion meiner Erklärungen.
2) Cfr. N a e g e l i, Therapie von Neuralgien und Neurosen durch Handgriffe, S. 6/7.

haupt die Theorie der Heilerfolge der Nervendehnungen. Bei
Naegeli's Heilmethode giebt es, wie bei allen solchen
Dingen, Mißerfolge und vorübergehende Besserungen, nämlich
bei den nichtsuggerierten Patienten. Das alles wird uns nicht
verhindern, event. die Naegeli'sche Methode zu empfehlen,
wenn die Verbalsuggestion nicht zum Ziel führt".

Wenn man in dem oben citierten Forel'schen Werke
liest und erläutert findet[1]), daß alle Heilungen von idiopathischen
Neuralgien oder funktionellen Lähmungen, gleichviel ob sie
erfolgen durch elektrische Behandlungen, Hydrotherapie, Massa-
gen, Metallotherapie; Antipyrin, Chinin, Baldriantinktur u. dgl.,
inwendig genommen; Moxen, Nervendehnung, Vesikatoren,
Blutentziehungen, Einatmung von Amylnitrit, Schrecken, Händeauflegen, Homöopathie, Geheimmittel aller Arten, wie das von
Matthei und anderen, Gebet, Kräuter, die eine Somnambule
oder sonstige Wahrsagerin vorschreibt, Weihwasser aus Lourdes
etc., durch Suggestion bewirkt werden, so könnte ich mich
wohl zufrieden geben mit der Note, daß meine Methode wenigstens eine „sehr sinnige" sei.

Auch über das Belächeltwerden dürfte ich mich leicht hin-
wegsetzen, ist dies doch auch dem gelehrten Professor gar oft
schon zu teil geworden, wenn er hypnotische Vorstellungen gab
und sich das Objekt, ein noch nicht in alle Geheimnisse ein-
geweihter Wärter, nicht so rasch „weis machen" lassen wollte,
daß seine blauen Hosen gelb seien, oder wenn entlassene Kranke
und Wärterinnen auswärts erzählten, sie seien in der Hypnose
so klar gewesen wie sonst, haben jedoch ganz wohl gewußt,
was sie zu thun und zu sagen haben, damit der Herr Direktor
zufrieden sei mit ihnen. Den Aussagen entlassener Wärter
und Wärterinnen lege ich absolut kein Gewicht bei; das aber
ist sicher, daß Professoren auf Kliniken gar oft die größten
Autosuggestionisten sind und Hypnotiseure speciell es an der
genauen und objektiven Nachkontrolle fast immer fehlen lassen.
Ihre Medien sagen ihnen ja stets ins Gesicht das, was sie gerne
hören wollen.

Wenn z. B. ein Wärter im „Blitz", wie Forel sich aus-
drückt, hypnotisiert wird und ihm, um beim obigen Beispiel zu
bleiben, suggeriert wird, er habe einen gelben „Flick" am Knie
seiner blauen Hose, kann er, wieder erweckt, dies zuerst absolut

---

[1]) l. c. S. 182/4.

nicht finden, er sieht alles wie sonst, seine ganze Beinbekleidung
ist blau geblieben. Nun wird ihm nochmals in „Hypnose" dasselbe eingegeben, daneben erklärt der Herr Professor den Zu-
hörern laut, der Mann sei noch ein Neuling, das zweite Mal
werde die Suggestion schon besser haften, er müsse beim Erwachen sehen und könne nicht anders als erklären, er habe
einen gelben Fleck am Knie. Der Mann müßte doch wirklich
ein Esel sein, wenn er nun nicht merkte, was er zu thun hat,
er kann doch vor allen anwesenden Herren seinen Professor
oder Vorgesetzten nicht blamieren, so giebt er denn, wenn auch
zaudernd und auf Umwegen, das zu, was man ihm „gelb" gemacht hat. In Hunderten und Tausenden von Fällen geschieht
dasselbe, der Hypnotisierte ist weder ins Stadium der Somnolenz
noch der Hypotaxie gesunken, hat bei völlig klarem Bewußtsein gehört, was der Hypnotiseur von ihm verlangt, was er
thun oder denken soll und, unselbständig oder dummgefällig,
wie viele Menschen eben sind, besonders gegenüber hochgestellten
oder mit großem Selbstbewußtsein auftretenden Persönlich-
keiten, giebt er bereitwillig alles zu und macht alles nach, was
man von ihm will; gehört und verstanden hat er ja so wie
so alles im wachen Zustand besser als im Somnambulismus!
So kann man wohl von 80 bis 97 Proz. (Wetterstrand) hypno-
tisch Beeinflußter sprechen.

Es sollen aber einmal die Herren Hypnotiseure sowohl die
Resultate bezüglich Suggestibilität der Behandelten, als ihre
Heilerfolge weitab von ihren Kliniken und Fauteuils durch
unbeeinflußte Ärzte kontrollieren lassen, dann werden ganz
andere Statistiken herauskommen.

Damit will ich durchaus nicht dem Hypnotismus seine
Existenz, noch der Suggestivbehandlung ihre Berechtigung in
vielen Fällen aberkennen, ich möchte nur den energischsten
Hypnotiseuren zu Gemüte führen — falls sie nicht zu tief in
Autosuggestion stecken — daß es doch auch noch andere
Faktoren geben kann, die eine Erregung (Neurokym Forel's)
zum Centralpunkt (Neuron) leiten können als nur die Vor-
stellung allein.

Wer Suggestion so auffaßt, wie sie Forel l. c. S. 22 ff. ge-
nauer darlegt, kann in einer Anzahl von Fällen auch durch diese
die Wirkung meiner „Handgriffe" erklären, das gebe ich vollkommen zu, es wäre dann meine Behandlungsweise im Gegensatz zur Verbalsuggestion als manuelle Suggestion zu bezeich-

nen. Liest man im citierten Werke (S. 191—210) nach, welche Gefahren die Anwendung der Hypnose durch unerfahrene, ungeschickte oder schlechte Personen, auch Ärzte, zur Folge haben kann, wie Neurosen, Krankheiten, sogar Tod (?) und Verbrechen aller Art während des hypnotischen Schlafes und posthypnotisch eintraten, resp. verübt wurden, und erfährt dagegen, wie durch meine Methode, ohne alles Gepränge, mit Ausschluß des Mystischen und Kabalistischen[1]), auf einfache und bei gehörigem Verständnis unschädliche Weise Heilungen — zeitweise und bleibende — erfolgen, so dürfte doch wohl von Ärzten und Laien der letzte Satz Forel's, in seiner Kritik meiner Methode, umgekehrt und also hingestellt werden:

Wenn die manuelle Behandlung, die stets zuerst anzuwenden ist, nicht zum Ziele führt, dann, aber erst dann, wollen wir das Heil in der Hypnose suchen.

Vorderhand bin ich aber noch der Ansicht, und mit mir teilen dieselbe sicher die Mehrzahl von Ärzten und Laien, daß Prozeduren, welche mechanisch und dynamisch auf den tierischen Körper einwirken, den Blutkreislauf, ändern, ohne daß das Individuum mithelfen oder sich dagegen wehren kann, nicht ins Gebiet der Suggestion gehören, auch dann nicht, wenn durch das Verfahren automatisch wirkende Apparate des Centralnervensystems zur Thätigkeit angeregt würden.

In den fünf Jahren, seit Erscheinen der ersten Auflage des vorliegenden Werkes, habe ich mich besonders bemüht objektive Selbstkritik zu üben, ich habe deshalb in einer großen Reihe von Fällen vor oder bei Anwendung der Handgriffe dessuggeriert, d. h. ich sage dem Patienten selbst das Gegenteil der zu erwartenden Wirkung voraus, trotzdem erhielt ich in Fällen, wo Heilung möglich war, immer den gewünschten Erfolg.

Ein Beispiel mag als Beleg dienen:

Vor kurzem kommt in meine Behandlung ein 17-jähriger Knecht, der Tags zuvor seinen zweiten epileptischen Anfall gehabt hat, in welchem er 2 Stunden bewußtlos dalag. Der

---

1) Ich überlasse es dem Leser, zu beurteilen, ob etwas „kabalistisch“ bei meinen Handgriffen und bei meiner Methode überhaupt ist. Hört man von Forel l. c. dagegen, wie man oft kleine Kniffe und Trics anwenden müsse, um die Hypnose zu erzeugen, und verdeutscht man, wie wir, Kabale in List, so wird es wohl bald entschieden sein, welcher Methode das Epitethon ornans gebührt.

Kranke klagt über starken Kopfschmerz und über Benommenheit im Kopfe, von meiner Handgriffbehandlung hat er noch nie ein Wort gehört. Ich lasse den Patienten auf einen Stuhl sitzen, Rücken mir zugekehrt, sage ihm, es handle sich um eine Untersuchung, welche ihm jedenfalls noch mehr Kopfschmerzen machen werde, doch müsse es eben sein.

Ich wende Kopfstützgriff an. Nach einer Minute erklärt der junge Mann: „Aber mir wird schwindelig!" Sofort folgt Kopfknickgriff, nur 40 Sekunden lang; wie ich den Kopf wieder aufrichte und freigebe, ruft der junge Mensch ungefragt ganz freudig aus: „Nun ist mir aber wohl, schon lange war es mir nicht mehr so leicht im Kopfe, Kopfweh und Schwindel sind weg." Und so blieb es den ganzen Tag.

Wo ist hier die Suggestion?

Auf den leichten Schwindel, welcher hier, wie in hundert anderen Fällen bei Kopfstützgriff eintrat, war Patient nicht vorbereitet, er gab ihn selbständig an, wie eben ein jeder, der infolge Blutleere im Gehirn momentan Taumel verspürt; obgleich der Jüngling die Prozedur nur für eine Untersuchung halten konnte, erklärte er ungefragt am Schluß derselben, sein Kopfweh sei vollkommen verschwunden! Wer hierin und in ähnlichen Fällen nicht einen physiologischen Vorgang erkennt, dem ist mit weiteren Experimenten wohl kaum zu helfen. Den mathematischen Beweis, um mich so auszudrücken, konnte ich bis jetzt allerdings noch nicht erbringen, so wie ich gerne gewollt hätte, sofern nicht das beim Kopfstützgriff angegebene Experiment mit dem Kinderkopf dafür angesehen wird. Es war nämlich meine Absicht, durch Augenspiegeluntersuchungen nachzuweisen, daß während des Kopfstützgriffs eine Abnahme des Bluts im Gehirn und zugleich auch im Augenhintergrund eintrete. Ein mir befreundeter Augenarzt war mir bei meinen Versuchen behülflich. Es stellte sich jedoch heraus, daß dieselben recht schwierig sind. Ich konnte den vielbeschäftigten Kollegen auch nicht so oft für meine Versuche in Anspruch nehmen, deshalb mußte ich mich vorderhand mit negativem Resultat bescheiden lassen.

Gelegentlich werde ich aber die Experimente wieder aufnehmen und in ausgedehnterem Maßstabe durchführen, da ich von dem schließlichen positiven Erfolg derselben überzeugt bin. Zur Erklärung meiner Annahme, der Arzt sei imstande, durch Kopfstützgriff mechanisch eine Blutentleerung im Ge hirn hervorzubringen, muß ich einen Fall noch erwähnen, welcher meiner Ansicht nach nur zu deutlich die Richtigkeit meiner theoretischen Supposition illustriert, einen Fall, wo KStG. bei einem allerdings schwer kranken, alten Herzleidenden sofortigen Tod zur Folge hatte.

Der Arzt wollte den Versuch machen, ob bei dem verwirrten, wassersüchtigen Patienten, der schon viele Jahre an Insufficienz und Stenose der Mitralklappen litt und welcher sich im letzen Stadium seiner Krankheit befand, durch KStG. noch eine Verbesserung des soporösen Zustandes, ev. auch eine Abnahme des 152 zählenden Pulses, zu erzielen sei. Der Kranke wurde veranlaßt, im Bett aufzusitzen, der Arzt hatte noch keine Minute den KStG. gemacht, als er sah und fühlte, wie ein Zittern durch den Körper des Patienten ging, seine Glieder zuckten und steif wurden, die Augen sich verdrehten, und als der Kranke ins Kissen zurückgelegt wurde, war er tot.

Man kann allerdings hier entgegenhalten, daß der Kranke bereits in extremis lag, aber jedenfalls muß zugegeben werden, daß die durch den KStG. erzeugte Hirnanämie den Eintritt des Todes beschleunigte. In ähnlichen Fällen hat ja auch schon ein bloßes Aufsitzen im Bett die Katastrophe herbeigeführt, ein Beweis mehr für die Möglichkeit, daß durch Kopfhochschieben das Blut aus dem Gehirn weggeleitet werden kann.

Ein solcher Fall wird auf der einen Seite jedem denkenden Arzt eine Leuchte aufstecken, bei welcher er sieht, was Suggestion ist, und was mechanische Einwirkung auf den menschlichen Körper bedeutet, anderseits aber auch ihm eine Mahnung zur Vorsicht sein bei Anwendung der Handgriffe an schwer Kranken, Herzleidenden, Rekonvalescenten, ganz kleinen Kindern etc.

Bei richtiger Auswahl der Fälle und geschickter Manipulation wird ja wohl kaum je Schaden angerichtet werden — ein Gegenmittel werde ich am passenden Orte stets angeben — es zeigt uns aber der citierte Fall, daß wir alle Ursache haben, bei unserer Methode der Gleichgültigkeit zu wehren, und der Gleichgültigkeit könnte durch nichts mehr Vorschub geboten werden als durch die oberflächliche Annahme, die Wirkungen der Handgiffe beruhen lediglich auf Suggestion.

Ärzte und verständige Laien werden übrigens bei Befolgung meiner Methode unendlich oft herausfinden, daß von

Suggestion nicht die Rede sein kann, besonders bei denjenigen Manipulationen, wo der Eingriff einen physiologischen oder pathologischen Akt sogleich zu unterbrechen imstande ist und wo man sich sagen muß, daß sogar eine „Blitzhypnose" nicht einmal mehr appliziert werden könnte.

Ich citiere nur den **bereits eingetretenen Brechakt, den Keuchhustenanfall, den Niesreflex und bestehendes Delirium.**

Wäre aber auch in einzelnen anderen Fällen meine Behandlungsmethode nur eine Zuflüsterung an die Psyche, so müßte doch jedermann zugeben, daß ihr präciser Satz eine andere Sprache spricht als die mit Trics und Kniffen gespickten Perioden vieler Einschläferer.

Seit bald 10 Jahren übe ich nun die einzelnen Handgriffe und habe sie in Hunderten von Fällen viel tausendmal erprobt. Gerade deshalb stelle ich sie nicht markschreierischerweise als Panacee auf, sondern ziehe bestimmte und scharfe Grenzen für ihre Anwendung. In vielen Fällen wirken die Manipulationen nur schmerzlindernd für kürzere Zeit, sie müssen öfters repetiert werden, wie auch der Therapeut gar häufig vorschreibt: stündlich einen Eßlöffel voll zu nehmen; sie können sich aber ganz gut auch hierin messen mit dem Großteil der Arzneimittel. Gar oft führt Konsequenz in der Anwendung eines Verfahrens, welches darauf ausgeht, Blutstauungen mechanisch zu heben und in blutarme Bezirke wieder arterielles Blut einzuleiten, zu Erfolgen, welche die durch Reklame zu Wundermitteln gezüchteten Stoffe des Arzneibazars nicht zu erreichen vermögen.

Wenn meine Methode sich somit im eigentlichsten Sinne als Naturheilverfahren qualifiziert, so liegt es mir doch ganz ferne, den altbewährten Disciplinen der Medizin, besonders der Massage und Hydrotherapie, ihre Berechtigung in Behandlung der Nervenkranken absprechen zu wollen, und wenn ich bei einzelnen Krankheitsgruppen andere Behandlungsweisen nicht erwähne, so geschieht dies aus dem Grunde, weil ich einzig und allein im Nachfolgenden die Leistungen meiner manuellen Therapie zu besprechen mir vorgenommen habe.

Als überzeugter Abstinent erkläre ich mich aber mit aller Entschiedenheit gegen die Anwendung von Alkohol auch in der Medizin — mit winzigen Ausnahmen — und gegen den Mißbrauch der narkotischen Mittel, denen ich gerade auch meine Handgriffe entgegenstelle.

So wenig wie eine Anzahl von Ärzten, sind oft auch Laien mit einer physikalischen Erklärung nicht zufrieden, sie wollen viel lieber eine mystische Einwirkung auf ihren Körper gelten lassen.

Viele Patienten glaubten mir zu schmeicheln, wenn sie erklärten, ich müsse eine „magnetische Kraft" in meinen Händen besitzen. Immer und prompt stelle ich solches in Abrede, ich gehe stets darauf aus, auch dem Laien meine Resultate physikalisch zu erklären und verwische jeden „Nimbus" sofort.

Die Erfolge, welche ich durch meine Handgriffe erziele, werden weniger rätselhaft und deshalb unwahrscheinlich erscheinen, wenn ich zum voraus darauf hinweise, welche Bedeutung man schon seit langer Zeit bei Blutandrang nach dem Kopf, bei heftigen Blutverlusten, Atmungsbeschwerden etc. gewissen Körperhaltungen: Aufsitzen, horizontale Lage, Vor- und Rückwärtsneigung, beigemessen hat.

Erinnert man sich daran, welche schmerzlindernde Wirkung nur die Hochlagerung eines entzündeten Gliedes hervorruft, so dürfte man weniger erstaunt sein über den Effekt meines Kopfstützgriffs.

Ich werde meine verschiedenen Handgriffe und Methoden erst der Reihe nach erklären und nachher die Hauptgruppen von Krankheiten, bei denen sie mit Erfolg in Anwendung gebracht werden können, vorführen, ohne die Indikationen ganz zu erschöpfen, weil dies den Umfang des Werkes zu sehr ausdehnen würde.

Die Grundlage für die Entwicklung meiner Ansichten über mechanische Behandlung bietet der Kopfstützgriff und dessen Einwirkung auf Blutüberfüllung des Gehirns, wir müssen daher in erster Linie diesen Handgriff nach seiner technischen und physiologischen Bedeutung beleuchten.

Kopfstützgriff, KStG.

Nehmen wir an, das Gehirn, oder, was das Häufigere ist, seine Häute und Blutleiter (Sinus) nebst Kopfschwarte, seien mit Blut überfüllt, gleichviel ob durch vermehrten Blutzufluß oder gehinderten Abfluß und es verursache die Blutanschoppung alle die Erscheinungen, welche in den Lehrbüchern der Hirnhyperämie (Blutüberfüllung) zugeschrieben werden, Kopfdruck, Schmerz, Benommenheit bis zu Delirium und Bewußtseinsstörung, was empfehlen uns die Autoren?

Kalte Umschläge, Eiskompressen oder Eisblase auf den Kopf, Blutegel an die Zitzenfortsätze, Schröpfköpfe ins Genick, Ableitungen auf den Darm in Form von Drastica, heiße Fußbäder, Senfbäder für die Hände, kalte Übergießungen, innerliche Mittel, Säuren, Secale cornutum u. s. w. und zum Schlusse noch den galvanischen Strom oder einen kräftigen Aderlaß. Die Kälte am Kopf soll durch Zusammenziehung der Blutgefäße daselbst das Blut wegdrücken, die Wärme und die Reizmittel an entlegenen Stellen durch Erzeugung von lokaler Hyperämie das Blut weglocken vom Kopfe und die Blutentziehungen durch Verminderung der allgemeinen Blutmasse auch diejenige im Gehirn reduzieren. In allem zeigt sich das richtige Bestreben, die Ursache des Übels zu beseitigen. Aber welches Quantum Blut wird wohl durch Kälteeinwirkung auf den Schädel aus dem Gehirne weggepreßt, wie viel Blut fließt bei einem heißen Fußbade vom Kopf nach den Extremitäten ab? Ein ruhiges Raisonnement muss uns dahin führen, zu gestehen, daß nur ein ausgiebiger Aderlaß der Absicht, die Krankheitsursache zu entfernen, wirklich Genüge leistet. Aber nach kurzen Stunden haben wir wiederum dieselbe Blutmenge, welche aufs neue zum Schädel hinströmt. Darum perhorresciert die Mehrheit der modernen Ärzte den Venenschnitt mit Fug und Recht; denn das überschüssige Blut ist nicht überflüssig, sondern nur am unrichtigen Orte. Könnten wir aber dasselbe auf unblutigem Wege sicher und direkt und, wenn nötig, wiederholt wegdrainieren, dann wäre dem Patienten rationell geholfen. Das aber sind wir zu leisten imstande.

Stellen wir uns vor, die ganze Schädelhöhle sei mit Flüssigkeit gefüllt, die ableitenden Röhren, die Venen, in specie die v. v. jugulares internae et externae und vertebrales, wären in die Kapsel eingesetzte Gummischläuche, welche in einem Kautschukballon endigen. Der Abfluß aus der Kapsel wird unter gleichen Bedingungen um so leichter von statten gehen, je mehr Fall vorhanden ist, je weiter die Lumina der Schläuche und je weniger gebogen oder geknickt diese letzteren sind. Durch einen S-förmig gekrümmten Schlauch fließt nach dem Gesetze der Statik das Fluidum langsamer als in einem geraden Rohre wegen der vermehrten Reibung an den Wandungen des gebogenen Kanals.

Im gewöhnlichen Zustande, ob wir stehen, sitzen oder liegen, ist unsere Halswirbelsäule zusammengedrückt durch das Gewicht des Schädels, eingesteckt, gepreßt; sie übernimmt den Hauptteil an der Paralysierung des Druckes, weshalb sie bedeutend mehr als die Brustwirbelsäule in ihrer Länge reduziert wird. Mit ihr zugleich werden aber auch die Halsblutgefäße, wegen ihrer Struktur und ihres Verlaufs besonders die Venen, gedrückt und gebogen. An fettarmen Hälsen alter Leute ist die Verbiegung an der Vena jugularis ext. meist sehr schön zu sehen. Die, gewöhnlich auch stark verdickte, Drosselblutader bildet häufig ein förmliches römisches S, wie wir es an Fig. 1 deutlich erkennen.

Ich habe eine Reihe von Messungen vorgenommen, welche ergaben, daß der Hals jüngerer Individuen durch Heben des Kopfes mit Händekraft um 3 bis 5 cm gehoben werden kann, wenn das Versuchsobjekt sich in gewöhnlicher, lässiger Stellung hält. Reckt der Untersuchte seinen Hals aus eigener Muskelkraft, so ist immerhin noch eine Ausdehnung des Halses um 1,3—1,8 cm durch die Händekraft einer Drittperson zu erzielen, ohne daß dabei Gewalt angethan oder Schmerz verursacht würde.

Mit dem Strecken des Halses werden auch die Venenrohre gerade gerichtet, ihr Lumen, das vorher einen ovalen Querschnitt besaß, gestaltet sich kreisförmig, dadurch wird die

Kapacität des Schlauches selbstverständlich erhöht, die Reibung aber im gerade gestreckten Kanal vermindert. Diese Momente müssen ein rascheres Abfließen der Flüssigkeit im Schädelraum in hohem Grade ermöglichen und begünstigen. Dazu kommt, daß die Flüssigkeit im arteriellen Systeme einen um 15—50 mm längeren Weg, dem Gesetz der Schwere entgegen, nach dem elevierten Schädelraum zu durchlaufen hat, was den Blutzufluß erschwert, während eben diese Quote dem Rückfluß zu gute kommt.

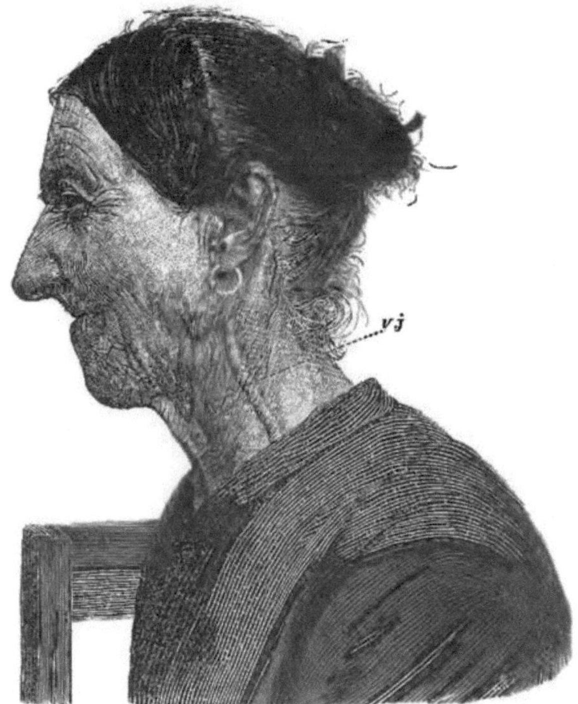

Fig. 1. *v j.* Vena jugularis extr., äußere Drosselblutader im gewöhnlichen Zustande.

Die Gesetze der Statik und der Schwere beherrschen den lebenden Körper wie den leblosen Gegenstand, sie können daher ohne Bedenken auf unseren Fall angewendet werden: die Schlußfolgerung, welche wir aus ihnen ziehen, muß uns das am Menschen unmögliche Experiment ersetzen.

Auf diese Gründe und Erwägungen gestützt, gelangte ich zu dem Handgriff, den ich bezeichne als Kopfstützgriff, KStG.

Die Ausführung des Kopfstützgriffs gestaltet sich folgendermaßen:

Der Kranke sitzt vor dem Arzte auf einem Stuhle, so daß er dem Behandelnden den Rücken zukehrt; liegt der Patient im Bette, so stellt sich der Manipulierende hinter das Kopfende der Bettstatt. Als „Operationsstuhl" ist ein Lehnstuhl mit bis an die Schultern des Kranken reichender Lehne am zweckmäßigsten.

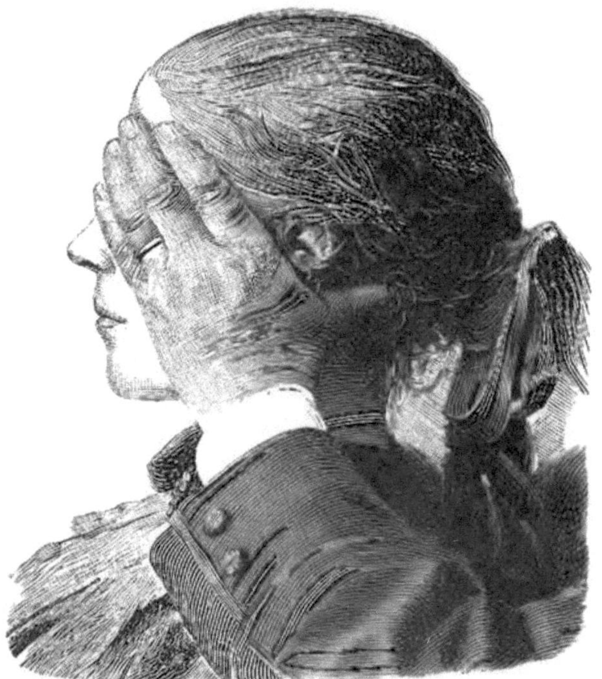

Fig. 2. Kopfstützgriff. Handstellung.

Der Arzt setzt sich, wo es angeht, hinter seinen Klienten, eine Uhr mit Sekundenzeiger liegt, gut sichtbar, ihm zur Seite. Mit beiden Händen unterfaßt er den Kopf des zu Behandelnden, den Ohrmuscheln ausweichend, umspannend. Die flach aufgelegte Hand schmiegt sich der Wange und Schläfe an, die Fingerspitzen berühren die Stirn, der Daumenballen faßt den Kieferwinkel und läßt hier die größte Kraftentfaltung einwirken, während der Daumen am Zitzenfortsatz nur lose aufliegt.

Die Ellbogen setzt der Behandelnde am besten auf den Achseln des Patienten auf und bewirkt mit denselben den Gegenzug am Körper des Kranken; geht dies nicht wohl an, so stützt er sie auf die Lehne des Fauteuils. Dem Kranken wird eingeschärft, seinen Kopf möglichst mobil, „als ob er ihn gar nichts mehr angehe", zu halten, der Arzt aber schiebt denselben in sanftem, stetem und k r ä f t i g e m Rucke in die Höhe und fixiert ihn im Stadium der größtmöglichen Halsdehnung 1, 1 ¹/₂ bis 2 Minuten, ohne nachzugeben in seiner Kraftentwickelung. Fig. 2 zeigt die Hand- und Armstellung dabei an. Ist die vom Arzt zum voraus bestimmte und immer nach der Uhr kontrollierte Zeit (bei approximativer Schätzung täuscht man sich stets in der Weise, daß man viel zu kurz manipuliert) verflossen, so läßt man den unterstützten Kopf l a n g s a m zurücksinken und zieht beide Hände gleichmäßig weg. Zu v e r - m e i d e n ist selbstverständlich jeder Druck auf die Halsblutgefäße, ebenso das schmerzhafte Zusammenpressen der Ohrmuscheln (acht geben bei Ohrringen!), sowie das Einbohren der Nagelglieder des Daumens in die Kopfhaut, was vom Behandelten sehr unangenehm empfunden würde. Man hat überhaupt zu trachten, die ganze Manipulation leicht und fein, ich möchte sagen mit einer gewissen Eleganz auszuführen, was allerdings erst durch vielfache Übung erreicht wird, dann hat aber auch der Kranke nicht das mindeste unangenehme Gefühl, während man bei rohem Verfahren auf Einspruch gefaßt sein muß.

Fig. 3 zeigt die gegenseitige Stellung von Arzt und Behandeltem beim KStG.

Dieselbe Prozedur kann natürlich auch mit Untergriff ausgeführt werden. Der Arzt faßt dabei den Unterkiefer des Kranken beiderseits mit voller Hand und zieht den Kopf desselben in die Höhe, indem die andere Hand das Hinterhaupt faßt. Der Patient sitzt, während der Arzt steht. Die Manipulation, auf diese Weise ausgeführt, ist aber für den Arzt anstrengender, und, weil Zug und Gegenzug weniger gleichmäßig ausgeführt werden können, in ihrem Erfolg unsicherer.

Am empfehlenswertesten ist diese Art der Ausführung für die Prozedur an „leichten" Köpfen bei Kindern und jungen Mädchen.

Die Wirkung des KStG. auf den Blutkreislauf kann am Lebenden ganz hübsch vor Augen geführt werden.

Fig. 1 hat uns das Bild einer 75-jährigen mageren Frau gezeigt, welche sich eine recht ansehnliche, etwa kleinfingerdicke Drosselblutader mit S-förmiger Krümmung zu eigen nennt. In

Fig. 4 ist das Bild zu sehen, welches die Photographieplatte während des Handgriffes aufgenommen hat. Um die Halsgefäße deutlich zur Ansicht zu bringen, mußte Hand- und Fingerstellung etwas modifiziert werden. Man wird sofort bemerken, wie die äußere Drosselblutader, gerade getreckt, an Volumen abgenommen hat. Ist auch ein Theil dieses Verhaltens auf die Dehnung der Halshaut zurückzuführen, so ist

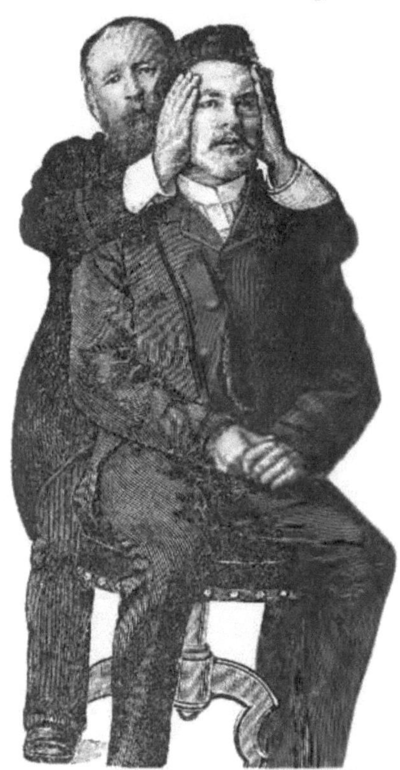

doch unverkennbar, daß der Hauptgrund der Veränderung dem Blutabfluß zuzuschreiben ist. Noch beweisender für die Wirkung ' des KStG. auf direkte Ableitung des nervösen Blutes im Kopfgebiete ist die Thatsache, daß man bei älteren Leuten die prägnanten, geschlängelten Schläfenvenen während der Dauer des Handgriffes deutlich sich entleeren sieht. Besonders schön gestaltete sich mir der Versuch aber bei einem kleinen, etwa $^3/_4$-jährigen Kinde mit spärlichem Haarwuchs und ausgedehntem blauen Venennetz über der Kopfhaut. Da konnte ich beobachten, wie die Hohladern sich verkleinerten und ihre bläuliche Farbe verloren — sogar während das Kind schrie — unter dem Einfluß des KStG.

Fig. 3. Kopfstützgriff, KStG. Stellung von Operateur und Patient.

Ob ein solches Experiment genügt, die Einwände der Hypnotiseure zu beseitigen, weiß ich nicht, wäre aber wirklich recht neugierig auf ihre Erklärung der Thatsache.

Die Einwirkung auf den Blutkreislauf ist bei einem so komplizierten Mechanismus, wie ihn der menschliche Körper darstellt, nicht das einzig wirksame Moment unseres Verfahrens. Die Dehnung einer großen Anzahl von Halsnerven und Muskeln ist ganz sicher von nicht zu unterschätzendem Einfluß, direkt und reflektorisch, auf die Kopfnerven und muß mit in Berücksichtigung gezogen werden zur Erklärung einer Reihe von Erscheinungen, welche aus dem KStG. resultieren.

Wird die Manipulation zu lange Zeit fortgesetzt oder bei sehr anämischen und sensibeln Personen praktiziert, so sehen wir häufig Schwindel und Ohnmachtsgefühl entstehen, Zufälle,

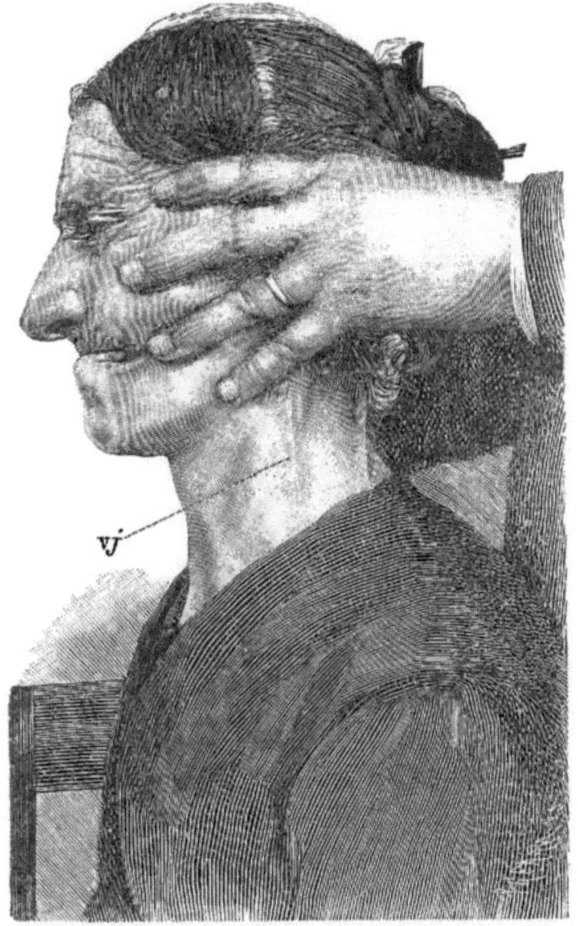

Fig. 4. Einfluss des Kopfstützgriffes auf die Halsvenen. Vergl. Fig. 1.

wie sie bei Hirnanämie eintreten, uns aber wiederum ein Beweis von der Richtigkeit der Annahme, daß durch KStG. Blutleere im Gehirn erzeugt wird.

In einem Falle trat sogar, wie ich in der Einleitung (S. 8) erwähnte, der Tod des allerdings schwer Kranken ein gleich nach der Ausübung des KStG. durch den Arzt.

Wohl mag im betreffenden Fall der Patient dem Tode viel näher gewesen sein, als der Arzt vielleicht annahm; im allgemeinen sind auch die üblen Zufälle nur ganz vorübergehend und können durch gleich angefügten KKG. — siehe diesen — meist augenblicklich wieder beseitigt werden. immerhin erwächst dem Arzt aus solchen Erfahrungen das Gebot. die individuellen Verhältnisse genau zu würdigen, insbesondere die Kreislauforgane, Herz und Blutgefäße, (letztere besonders auch auf fettige oder kalkige Entartung), zu prüfen und die Prozedur nicht zu lange auszudehnen.

Bei Kranken mit fortgeschrittenem Herzleiden oder mit Blutgefäßentartungen (Atherom) rate ich von der Anwendung des KStG. überhaupt ab.

Es ist besser, den Handgriff, wenn der gewünschte Erfolg nicht eingetreten ist, nach 5—10 Minuten zu wiederholen als ihn länger als 2 Minuten auszuüben.

In weitaus der Mehrzahl der richtig ausgewählten und korrekt behandelten Fälle entspricht der Effekt dem physiologischen Vorgang: die lästigen Erscheinungen der Blutüberfüllung im Gehirn verschwinden. Es wird erreicht, was mit ähnlicher Promptheit sonst nur Aderlaß geboten hätte. Es giebt viele Kranke, welche schon während der Manipulation behaupten, sie haben die Empfindung, als fühlten sie ein Herabrieseln von Blut aus dem Kopfe; etwas Autosuggestion mag dabei wohl im Spiele sein. Eine Erleichterung im Kopfe, ein Nachlassen von Kopfdruck und Schmerz ist bei richtig gewählten Fällen fast ausnahmslos zu konstatieren. Das Kopfweh ist vielmal wie weggeblasen, die Benommenheit geschwunden, ja Delirien in Fieberzuständen weichen auf kürzere oder längere Zeit.

Einige Beispiele aus zahlreicher Kasuistik mögen den Erfolg des KStG. bei Hirnhyperämie illustrieren.

D. J., Metzger in T., 46 Jahre alt, hat 3 Wochen vor meinem ersten ärztlichen Besuche auf seinen Hausierwegen sich einen Typhus geholt. Bisher war ein auswärtiger Quacksalber gebraucht worden. Ich treffe am 2. April 1892 den Kranken mit Fieber von 39.5, P. 120, mit

Meteorismus, blutiger Diarrhöe, Milztumor, Dysurie, in hochgradiger Hinfälligkeit. Die vornehmlichste Klage ist die über den eingenommenen, schweren, dummen Kopf. KStG. im Bett während 90 Sekunden. Patient erklärt sofort, „er sei wie neugeboren". Die Erleichterung hält eine halbe Stunde an. Am folgenden Tage Wiederholung derselben Prozedur, das Hellsein im Kopfe dauert bis gegen Abend, wo der Griff repetiert wird mit dem Erfolge, daß die Nachtdelirien viel schwächer werden. Während 6 Tagen wird dasselbe Verfahren regelmäßig zweimal täglich wiederholt, trotz unverändertem Fieberzustand und fortschreitendem Darmprozeß bessert sich das Befinden im Kopf derart, daß vom 7. Tage an die mechanische Behandlung eingestellt werden kann. Der Kopf bleibt frei bis zum Exitus, welcher am 23. d. M. infolge Darmblutung erfolgte.

S. A., Maurer, 18 J. alt, litt an akutem Magendarmkatarrh mit typhoidem Fieber von 39.3—40 T. und P. von 120—140. Die Nächte sind sehr unruhig, tobende Delirien besonders am 6. und 7. Krankheitstage, den 12. und 13. Nov. 1892, während meiner Abwesenheit von Hause. Bei meiner Rückkehr am 13. Nov. abends 7 Uhr treffe ich den Kranken bei einer T. von 39.2 und P. von 124 in vollständigem Delirium. Er kennt weder mich noch seine Angehörigen, spricht unsinniges Zeug, ist kaum für einen Augenblick aus der Verwirrung aufzurütteln. Die Angehörigen erklären, er hätte förmlich getobt und beständig fort wollen, sie drängen auf Versetzung ins Irren-Spital. KStG. während 2 Minuten. Sofort ändert sich das Bild, der Patient wird ruhig, spricht verständig, erkennt seine Umgebung und erklärt, sein Kopf sei leicht und frei. Er schläft die ganze Nacht ohne zu delirieren und geht baldiger Besserung entgegen. Ein Medikament hatte er nicht bekommen; Kälte wurde nach dem KStG. keine angewendet.

Wenn ich auch annehme, daß die Krisis der Krankheit auf den betreffenden Tag fiel, die Delirien vielleicht gegen Mitternacht so wie so aufgehört hätten, so ist doch bei größter Skepsis der Einfluß des KStG., der hier wie ein physikalisches Experiment wirkte, nicht wegzudisputieren.

F. A. v. M., 9 Jahre alt, hat unter gastrischen Erscheinungen und Fieber den ganzen Tag des 3. Okt. 1892 so heftige Kopfschmerzen, daß er laut stöhnte und jammerte. Bei meinem Besuche, abends 8 Uhr, liegt der Knabe mit stark gerötetem Gesicht, einen kalten Umschlag auf der Stirn, weinend im Bett. Ich messe 39.5 T. Bereits während der Manipulation des KStG. heitert sich das Gesicht des Kleinen zusehends auf, und nach 1½ Minute bricht er lachend in die Worte aus: „Jetzt habe ich kein Kopfweh mehr!" Trotzdem sich die Temperatur die ganze Nacht über auf 39° behauptete, war und blieb der Kopfschmerz verschwunden.

L. A., 8 Jahre, in T. Während einer starken Masernepidemie im Dez. 1892 und Jan. 1893 erkrankte eine Reihe Kinder unter heftigem Initialfieber mit Kopfschmerz und Delirium, so auch die kleine Patientin am 2. Dez. 1892. Den Kopfschmerz beseitigte ich bei meinem ersten Besuche; unterdessen kamen aber die unruhigen Nächte, die Kleine saß und stand im Bett auf und sprach beständig vor sich hin. Ich lehrte den

Vater die Anwendung des KStG. bei seinem Kinde und gab ihm Weisung, jedesmal, wenn das Mädchen unruhig werde, die Manipulation 1 Minute lang auszuführen. Der intelligente Mann befolgte genau meine Anordnung. In der nächsten Nacht wurde die Kranke etwa alle 2 Stunden behandelt mit dem Erfolge, daß ein relativ ruhiger, von Delirien fast ganz freier Schlaf bewerkstelligt werden konnte. In der 2. Nacht war es nur noch zweimal nötig, die Unruhe mechanisch wegzuscheuchen.

F. F., 8 Jahre, in S. Jan. 1893. Das sehr nervöse Mädchen delirierte bei hohem Masernfieber (40—40.8) sehr heftig. KStG. durch den seit langem für Kopfschmerz bei seiner Frau instruierten Vater. Das Kind wird jedesmal sofort klar im Kopf und fällt darauf in ruhigen Schlummer, von Delirium keine Spur.

M. B., 4 Jahre, in E. Jan. 1893. Masernpneumonie. Nach abgelaufenem Masernexanthem bildete sich eine doppelseitige Lungenentzündung aus. Das Kind genießt absolut nichts, nimmt nie einen Löffel voll Medizin, trinkt zuletzt nicht einmal Wasser. Am 10. Krankheitstage treten heftige Konvulsionen, besonders klonische Krämpfe der oberen Extremitäten, auf. KStG. zweimal am Morgen in Intervallen von 10 Minuten, je 70 Sekunden lang, beseitigt die Konvulsionen gänzlich; trotz Fortschreitens der Krankheit, welche nach 3 Tagen den Tod herbeiführt, keine Spur von Gichtern mehr.

Dieselben Erfahrungen wie ich haben, nach schriftlichen und mündlichen Berichten an mich, eine Reihe von Ärzten mit KStG gemacht. Ich füge aus der Leipziger Dissertation von Friedrich Hinz[1]) noch folgende Fälle an:

„Eine Patientin, die H. eines Nasenleidens wegen behandelte und die an bestimmten Tagen sich vorstellte, ließ ihn benachrichtigen, daß sie nicht kommen könne, denn sie hätte unerträgliche Kopfschmerzen. Pulver, welche sie früher einmal verschrieben bekommen hatte, hätte sie wieder anfertigen lassen und seit 2 Tagen bereits genommen, dieselben hätten diesmal keine Wirkung gehabt, sie wünsche, daß H. andere verordnen würde. Beim baldigen Besuche des Referenten wandte derselbe, da er die Kranke mit gerötetem, aufgeregtem Gesicht vorfand, ohne sie davon in Kenntnis zu setzen, den Handgriff KStG an. Nach 2 Minuten trat bedeutende Erleichterung ein, nach der zweiten, ebensolangen Behandlung war der Schmerz ganz verschwunden. Pat. blieb ca. 8 Stunden frei, worauf noch einmal 1 $^{1}/_{2}$ Minute die Dehnung vorgenommen wurde. Rückfälle blieben bisher aus.

---

1) l. c. S. 829.

Eine Hausfrau bekommt infolge längerer Beschäftigung mit Kochen und Backen Kopfschmerzen, die sich auch am zweiten Tag nicht verlieren wollen und wofür sie ein Mittel wünscht. Nach einer Minute manueller Behandlung war der Schmerz plötzlich ganz verschwunden. Da sie sich aber vor der Nacht fürchtete, wollte sie durchaus noch etwas verschrieben haben. Sie hat jedoch, wie H. später erfuhr, die Pulver nicht mehr anzuwenden brauchen. Ein 10-jähriges Kind leidet an akutem Magenkatarrh mit hohem Fieber und Delirien. KStG. 1 Minute lang. Das Kind fängt an, klar zu sprechen, klagt jedoch noch über Kopfschmerzen; nach einer zweiten Behandlung tritt Ruhe und bald Schlaf ein. Die Angehörigen wurden angewiesen, die Prozedur mit Vorsicht anzuwenden, wovon sie auch während der Nacht des Fiebers wegen mehrmals Gebrauch machen mußten, freilich nicht mit ganz genügendem Erfolg· Als H. tags darauf 1 ¹/₂ Minute lang die Behandlung wiederholte, war das Kind frei von Schmerz; es stellte sich derselbe auch nicht wieder ein, das Kind genas."

Es mögen die angeführten Fälle genügen zur Illustration der Wirkung des KStG. auf das blutüberfüllte Hirn bei den verschiedensten Krankheitsformen, zugleich aber auch als Beweis für den eminenten Vorzug dieser Manipulation gegenüber jeder anderen Behandlungsart, Hypnose inbegriffen. Meine zahlreichen. seit der 1. Auflage d. W. bedeutend vermehrten Erfahrungen, denen sich nun auch diejenigen einer großen Anzahl von Ärzten anreihen, haben zweifellos festgestellt, daß man durch KStG. imstande ist, und zwar in fieberhaften sowohl als fieberlosen Krankheitszuständen, das Blut vom Kopfe abzuleiten, so gut oder besser als durch Aderlaß. Es steht durchaus nichts im Wege, das Verfahren, wenn die Umstände es erheischen, beliebig oft zu wiederholen, da die Blutmasse ja dem Körper intakt erhalten bleibt.

Vielfache Erfahrung lehrt uns, daß der Effekt des HGSt auch bei Fieber ein viel länger dauernder ist. als man von vorn, herein erwarten könnte; natürlich mag es auch Fälle geben, wo der Handgriff erfolglos abgleitet, als Universalmittel gebe ich denselben durchaus nicht aus. Heileffekt ist nicht zu erwarten bei schweren und unheilbaren Krankheiten und überall dann wenn die Indikation (Anzeige) dafür nicht gegeben ist, mir und vielen anderen ein Beweis, daß die Manipulation eben physikalisch und nicht suggestiv auf den Körper einwirkt.

Kopfstreckgriff, Redressement, KStrG = R.

Die Wirkung des KStrG kann noch verstärkt werden durch das Redressement R. Ich verstehe unter Redressement das Zurücklegen des Kopfes bei gestrecktem Halse. Am einfachsten wird das R. gleich dem KStrG. angeschlossen, indem man die Handballen nur nach vorn unter den Unterkiefer gleiten läßt und, ohne ein Halsgefäß zu drücken, den Kopf, welchen hinten die beiden Daumen halten, nach hintenüber schiebt. Macht man den KStrG mit „Untergriff", resp. aus freier Hand, so ist es noch viel leichter dem Kopf einfach eine starke Neigung nach rückwärts zu geben und so das R. auszuführen. Gewöhnlicher aber vollziehen wir das R. von vorn, indem wir vor dem Patienten sitzen oder stehen in folgender Weise: Wir setzen die beiden Daumen in ganzer Länge an die horizontalen Äste des Unterkiefers an, stützen die Hände mit dem Kleinfingerrand auf der Schulter nächst dem Halse des Patienten auf; der Zeigefinger kommt vor das Ohr zu liegen, während die übrigen Finger den Hals im Genick umspannen. Der Kopf des Patienten, der möglichst mobil gehalten werden soll, wird sanft gehoben — darum Stützpunkt der Hand auf der Schulter — und dann nach hinten zurückgelegt. Durch diese Manipulation, welche uns Fig. 5 illustriert, werden die Halsnerven und Halsgefäße bedeutend gedehnt. Die Drosselblutader z. B. wird mehr verlängert und gestreckt als sogar durch den KStG. und während der Prozedur sichtlich entleert.

Die Wirkung dieses Handgriffes äußert sich deshalb in rascherer Blutableitung von Kopf und Gehirn, was sich oft deutlich in Erblassen des Gesichtes zeigt und durch ein in vielen Fällen ausgesprochenes Schläfrigkeitsgefühl und in Schwindel-, ja leichteren Ohnmachtsanwandlungen bekundet.

Nach einer Minute schon ruft hie und da ein Patient aus: „jetzt könnte ich gleich einschlafen!" Bei weiterer Fortsetzung der Manipulation tritt Schwindelgefühl ein, auch bei Individuen. welche von Schlafanwandlungen frei bleiben, und in einzelnen Fällen waren Behandelte nahe daran, in Ohnmacht zu sinken. Es ergiebt sich aus diesen Erfahrungen, daß man bei Anwendung der beschriebenen Manipulation recht vorsichtig sein muß, sie nicht über 90 Sekunden ausdehnen und bei Anämischen und Schwächlingen gar nicht anwenden soll.

Einzelne Kritiker meiner 1. Auflage d. W. wollten behaupten, das R. habe nicht die Wirkung, wie ich sie eben andeutete, es bewirke im Gegenteil starke venöse Blutstauung, die sich im Gesicht deutlich auspräge. Es ist dies vollkommen richtig, wenn man den Handgriff ausführt, ohne dabei den Hals des Patienten tüchtig zu strecken und zu heben, und der Kranke den Atem anhält; sobald man aber vorschriftsgemäß verfährt, ist der Effekt der oben präcisierte. Freilich darf man auch nicht vergessen den Hals des zu Behandelnden von jeder beengenden Umhüllung zu befreien.

Das Redressement zeigt sich besonders wirksam bei nervösem Kopfschmerz, der auf Blutüberfüllung oder Kongestion beruht und bei Schmerzzuständen im III. Aste des dreigeteilten Nervs. Die Prozedur ist aber etwas unangenehm. Viele, besonders ältere Personen, sind infolge Nichtübung der betr. Wirbelgelenke so steif im Halse geworden, daß ein Rückwärtsbeugen des Kopfes für sie wirklich schmerzhaft oder für den Arzt

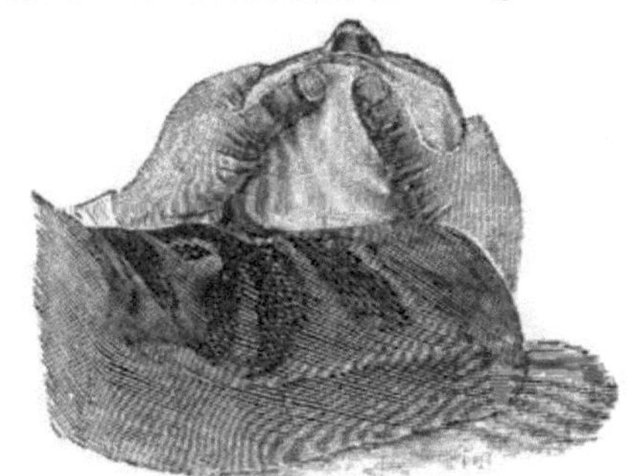

Fig 5. Redressement, R. Kopfstreckgriff, KStrG.

mechanisch nicht durchführbar ist. Da der KStG. in vielen Fällen dieselben Dienste leistet, reserviere ich das Redressement für die schwereren Kopfleiden, wo KStG. im Stiche läßt und ganz besonders für die Neuralgien des III. und II. Quintusastes. Hier leistet aber dann der Handgriff Vorzügliches.

Die häufigsten Affektionen der letztgenannten Trigeminusäste sind die Zahnschmerzen. Erkältungen, thermische und mechanische Reize sind imstande, nach ihrem Erlöschen noch lange Zeit die Zahnnerven in Revolution zu erhalten. Ein Tropfen kalten Wassers kann die Ursache von tagelangem Zahnweh bilden. Eine ganz unbedeutende Erschütterung des Nervensystems vermag aber auch wieder die Nervenschwingungen zur Ruhe zu bringen, daher in diesen Fällen die Brillantleistungen der Hypnose wie die Zauberwirkung zahnärztlicher Wartezimmer. Einfacher, sicherer und dauernder aber besorgt die Ruhestellung des nachzitternden Nervs das Redressement allein oder in Verbindung mit dem Zungenbeingriff[1]).

Zu Dutzenden zählen die Fälle, in welchen ich durch mein Verfahren den Zahnschmerz bannte, bei Kindern ist die Wirkung besonders prompt, und ich wage fast immer aus dem Effekt die Differenzialdiagnose auf nervösen oder Caries-Schmerz zu stellen.

Krankengeschichten vorzuführen, hätte wenig Wert, doch möchte ich darauf hinweisen, daß bei den nervösen Zahnschmerzen Schwangerer in erster Linie an meine mechanische Behandlungsmethode gedacht werden muß. In einem solchen Falle, wo die heftigsten Zahnschmerzen während 3 Wochen unaufhörlich gewütet und Zahnarzt wie Quacksalber nicht geholfen hatten, gelang es mir, mit Zungenbeingriff und folgendem R. den rasenden Schmerz in zwei Minuten zu besänftigen, so zwar, daß die Kranke gleich den ganzen Tag schmerzfrei blieb und nach zwei weiteren Sitzungen die nervösen Zahnleiden verschwunden waren.

Bekanntlich tragen Gravide meist ihre Nervenzahnschmerzen mit stoischer Resignation, weil sie glauben, die Medizin kenne kein Mittel, ihnen dieselben abzunehmen. Wenn, wie ich hoffe, sich mein Verfahren bald überall eingebürgert hat, wird auch bei diesen Geplagten der Glaube an die ärztliche Kunst wieder neu erwachen.

Zungenbeingriff und Zurücklegen des Kopfes üben aber schmerzlindernde und schmerzaufhebende Wirkung aus nur auf den III. und II. Ast des dreigeteilten Nervs, während der I. Ast durch diese Manipulationen sehr selten erreicht wird.

Der Kopfknickgriff, KkG. (Fig. 6).

Der Antagonist der KStrG. ist der KkG., derselbe wird in folgender Weise ausgeführt.

Der Kranke muß im Bett oder auf einem Stuhl sitzen, die Position auf einem Stuhl ist vorzuziehen. Der Arzt steht hinter seinem Klienten, faßt den Kopf desselben ganz ähnlich wie

---

1) Siehe diesen S. 29 ff.

beim KStG und biegt (knickt) denselben so viel als möglich nach vorn, wobei er zugleich, unter Anstemmen seiner Vorderarme vor den Achseln des Behandelten, den Hals des letztern tüchtig auszieht und streckt, ohne aber wehe zu thun. Wenn ich es für nötig halte, die Prozedur recht energisch zu machen, lege ich die beiden Handballen platt auf das Hinterhauptbein und stemme meine Vorderarme fest an den Schultern

des Kranken an. Während durch KStG. ein rascheres Abfließen des gestauten venösen Blutes aus dem Schädelraum bezweckt wird, soll durch den KkG. eine schnellere und vermehrte arterielle Blutzufuhr nach dem Hirn erzielt werden ohne Hemmung des venösen Rückflusses.

Die Carotiden und Wirbelarterien, im unteren Halsdritteil umgebogen, haben, statt das Blut der Schwere entgegen in die Höhe zu leiten, nun ein horizontales oder gar nach unten geneigtes Strombett, woraus ohne alle Frage der Schluß auf erleichterte Blutzuströmung nach dem Kopfe gezogen werden darf.

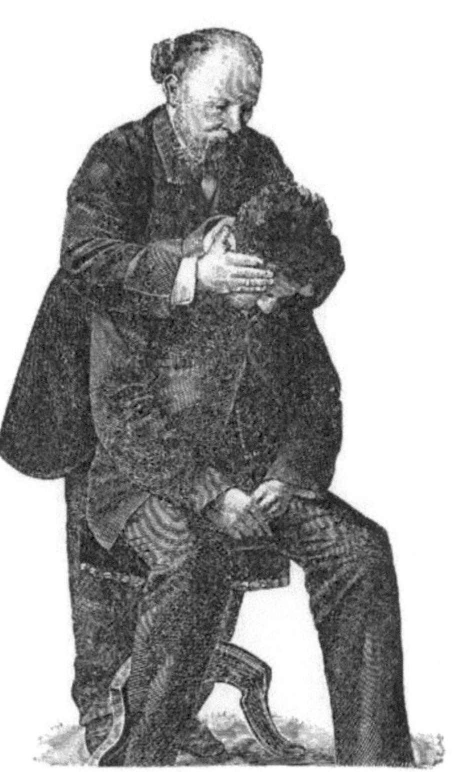

Fig. 6. Kopfknickgriff, KkG.

Der leichtere arterielle Blutzufluß schafft eine stärkere vis a tergo, die Dehnung des Halses und der Halsgefäße begünstigt in Verbindung damit den venösen Rückfluß, der sonst durch diese Kopfstellung gehemmt wäre, jedenfalls insoweit, daß keine Stauung wie beim herabhängenden Kopf zustande kommen kann. Ich sage daher kaum zu viel, wenn ich behaupte: der KkG. bewirkt eine aktive (arterielle) Hirnhyperämie, ein Durchspülen des Gehirns mit arteriellem Blut.

Die Zeit von $1\,^1/_2 - 2$ Minuten genügt gewöhnlich, die Circulationscentren umzustimmen, den Gefäßkrampf auszuschalten und eine normale Blutverteilung im Kopf wieder anzubahnen, sofern wir es nicht mit unheilbaren oder veralteten Fällen zu thun haben.

Zur Festhaltung des Erfolgs soll der KkG. nach 10—15 Minuten etwa 70 Sekunden lang wiederholt werden, selbst in Fällen, wo ein sofortiges günstiges Resultat erzielt wurde. Der KkG. ist das geeignetste Mittel. im Hirn b e s s e r e Ernährungsverhältnisse zu schaffen.

Der Drehgriff, Torsio, T.

Durch ein forciertes Drehen des Kopfes nach der Seite ist man imstande, die Wirbelarterie der betr. Seite fast vollständig zu komprimieren.

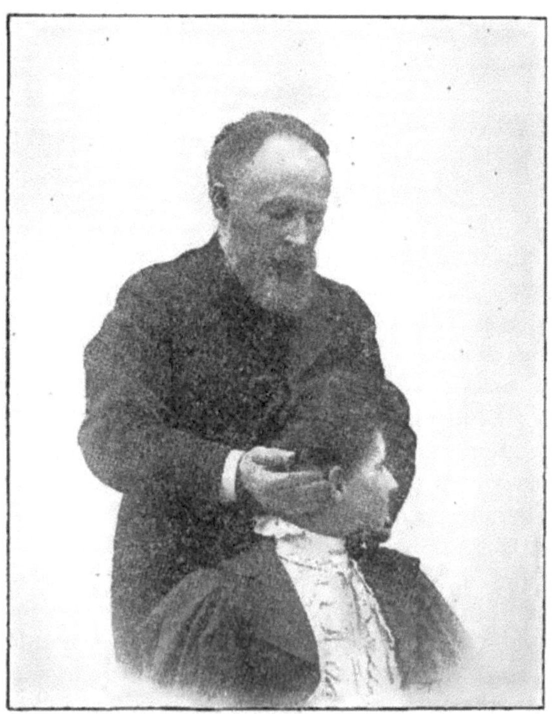

Fig. 7. Drehgriff, Torsio, T.

Es ist für jeden, der physiologisch denken kann, klar, daß eine Manipulation, die einen derartigen Effekt erzielt, von nicht zu unterschätzendem Einfluß auf die Hirnthätigkeit sein wird und daher bei gewissen nervösen Affektionen von eingreifender Wirkung sein muß.

Den Drehgriff führt der hinter dem sitzenden Patienten stehende Operateur aus, indem er mit der einen Hand am Hinterkopf und mit der anderen unter dem Kinn mit flacher Hand anfaßt, den Kopf des Patienten so viel als möglich h e b t und nach der Seite dreht, bis das Kinn direkt über die Achsel zu stehen kommt. Es genügt in dieser, für den Behandelten nicht gerade sehr angenehmen Position, 1 Minute auszuharren, worauf man den Kopf ganz langsam wieder in die Ausgangsstellung zurückdreht.

Der Handgriff muß langsam und sorgfältig ausgeführt werden, er ist nicht schmerzhaft, wenn der Kopf bei der Drehung möglichst hoch gehoben wird; ohne diese Vorsichtsmaßregel läßt sich ein Kranker diese Manipulation jedoch kaum gefallen.

Die T. ist von großem Wert bei halbseitigen nervösen Affektionen des Kopfes.

Die Augengriffe, AG.

Während durch die bis jetzt angegebenen Manipulationen es dem Operateur nur indirekt möglich war, auf die Blutzirkulationen im Gehirn etwelchen Einfluß auszuüben, ist derselbe imstande sozusagen direkt auf die Blutmenge im Gehirn einzuwirken durch die Blutbahnen des Augapfels.

Wie in vielen Krankheiten der Augenhintergrund ein Spiegelbild des Hirns liefert, so ist umgekehrt wieder eine künstliche Änderung der Blutmasse, im Augapfel imstande, ein negatives Bild im Gehirn selbst zu entwerfen; d. h. dasjenige Blut, welches wir aus dem Bulbus herausdrücken, fließt in das Gehirn zurück.

Die Hauptarterie der Augenhöhle, die Art ophthalmica superior, ist ein Ast der Art. carotis interna, welche das Gehirn ernährt.

Die Schlagadern kommen jedoch hier weniger in Betracht als die Hohladern.

Die Vena ophthalmica superior, welche der Art. ophth. sup. entspricht, mündet wie die Vena ophth. inferior in den Sinus cavernosus, einen maschigen Hohlraum, welcher an der Schädelbasis liegt.

Ein l e i c h t e r Druck auf den Augapfel, mit Zeige- und Mittelfinger ausgeübt, oft in direktem Anschluß an den KStG., kann e t w e l c h e r m a ß e n das Blut aus dem Augapfel zurückdrängen, und wenn auch die Blutmasse eine höchst unbedeutende sein mag, der Anstoß zu einer V e r ä n d e r u n g in der Cirkulation der Hirnblutgefäße ist gegeben.

In vielen, sogar schweren Fällen genügt diese kleine Änderung, um eine Umstimmung im erregten Nervensystem zu bewirken.

D e r A u g e n d r u c k g r i f f d a r f a b e r n u r b e i j ü n g e r e n u n d v ö l l i g g e s u n d e n A u g e n u n d a u c h d a n u r m i t m ö g l i c h s t e r S c h o n u n g u n d Z a r t h e i t a n g e w e n d e t w e r d e n. Ein erheblicher Druck anf den Augapfel, dessen Blutgefäße z. B. nicht ganz normal sind, wäre imstande, eine Gefäßzerreißung zu bewirken.

Statt des manuellen Druckes kann man auch einen Augenschlußverband mit Watte, wie ihn die Augenärzte applizieren in Anwendung bringen.

Ebenso wichtig wie der Druckgriff sind für viele Fälle von Schmerzen und von Schwindel, wie wir sehen werden, Verschiebungen des Augapfels, Achsenveränderungen und Bewegungen desselben mit Nachhülfe und Widerstand. Immer bei geschlossenem Auge und feinem Auflegen des gekrümmten Zeigefingers oder nur der Fingerspitzen wird der Augapfel nach rechts, links, oben oder unten verschoben, in gewissen Fällen schiebe ich auch die Bulbi konvergierend nach innen, gegen die Nase zu.

Bei Widerstandsbewegungen sitzt der Behandelnde am besten wieder hinter dem Patienten, legt die gekrümmten Zeigefinger oben oder unten, möglichst tief, in die Augenhöhle und kommandiert „hinaufsehen, hinuntersehen etc." während er zugleich der betreffenden Augapfelbewegung einen leisen Widerstand entgegensetzt. Beim „Rechts- ev. Linkssehen" sind die Fingerspitzen von Zeige- und Mittelfinger leicht in beide rechten oder linken Augenwinkel einzusetzen, um da den Widerstand anzubringen in einer Weise, daß der Patient sich nicht zu beklagen braucht.

In vielen Fällen, wo die gewöhnlichen Manipulationen nicht helfen, namentlich in solchen wo Druck und Schmerz sich in den Augäpfeln konzentrieren, sind die Augendruck- und Widerstandsgriffe von vorzüglicher und raschester Wirkung.

Der Zungenbeingriff, ZBG.

Den nervösen Brechreiz -- und welcher Brechreiz ist im Grunde nicht nervös! — behandle und unterdrücke ich mit einem Handgriff, den ich für eine der wichtigsten Errungenschaften mechanischer Therapie zu bezeichnen mich berechtigt halte, ist er doch imstande, jeden Brechreiz, der nicht auf unheilbarem Körperleiden oder schwerer Intoxikation basiert, ich darf fast sagen mit mathematischer Sicherheit auszuschalten. Diesen kühnen Ausspruch zu thun, wage ich allerdings erst nach 9-jähriger Ausübung meiner Methode in vielen Hunderten von Malen, nachdem ich die Technik vollkommen ausgebildet habe und beherrsche und das zustimmende Urteil von vielen Kollegen mir zur Seite steht.

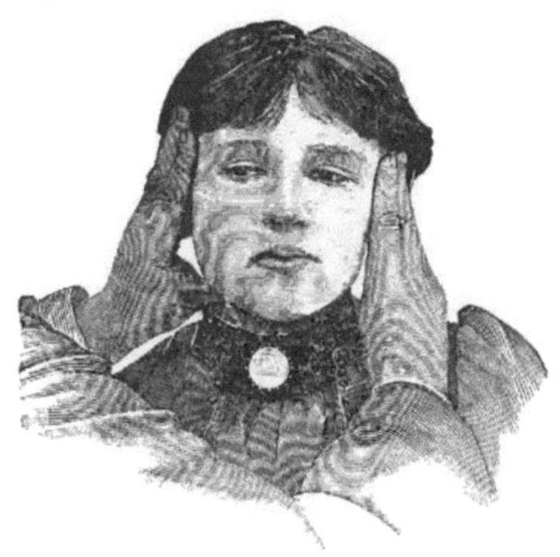

Fig. 8. Zungenbeingriff, Handstellung.

Das Verfahren, welches ich zur Beseitigung des Brechreizes in die Medizin einführte und

Elevation des Zungenbeins oder Zungenbeingriff (ZBG.) benenne, ist folgendes:

Der Operateur setzt oder stellt sich vor den Kranken, Antlitz gegen Antlitz.

Mit der Vorderfläche beider Daumenspitzen fährt er zu beiden Seiten des Kehlkopfs langsam nach oben, bis er in der Kinn-Halsfalte auf die großen Zungenbeinhörner trifft. Durch ein paar schaukelnde Bewegungen überzeugt er sich, daß die

Finger wirklich das Zungenbein berühren. Nun schiebt er die Daumen bis zur Mittellinie vor, legt die Vorderseite derselben vollkommen parallel unter das Knöchelchen, den Zungenbeinkörper gleichmäßig unterfassend, und hebt leicht, sanft, aber doch energisch, die „Halsrippe" in die Höhe, einen Druck gegen die Wirbelsäule hin sorgfältig vermeidend. Die übrigen Finger kommen entweder längs des aufsteigenden Astes des Unterkiefers bis an die Schläfe zu liegen oder stützen sich auf der Schulter des Patienten auf, oder der Zeige- resp. Mittelfinger hakt sich in der Ohrmuschel des letzteren ein. Das Einsetzen in der Gegend des Antitragus geschieht nur zu dem Zwecke, die Manipulation für den Behandelnden zu einer weniger ermüdenden zu gestalten. Das Zungenbein kann, je nach seiner leichteren oder schwereren Beweglichkeit, meiner Schätzung nach um 5—12 mm gehoben

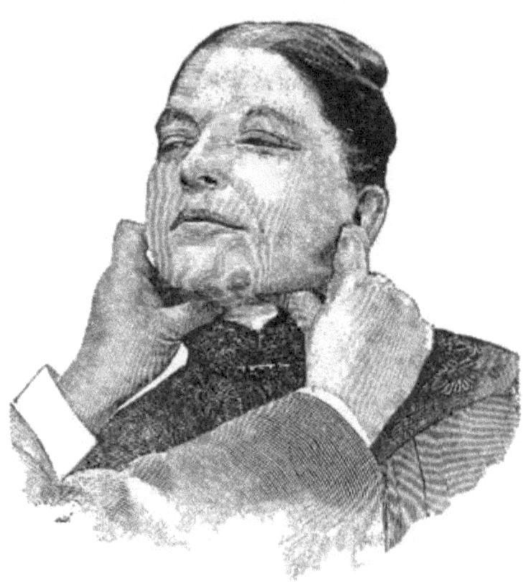

Fig. 9. Fingerstellung. Einhaken in die Ohrmuschel.

werden. Finger- und Handstellung sind, so gut dies bildlich möglich ist, in Fig. 8, 9 und 10 wiedergegeben.

In dieser „gehobenen" Stellung verharrt man ruhig, und ohne nachzugeben, 60—90 Sekunden, wenn nicht der Patient bereits früher schon erklärt, Übelsein und Neigung zum Erbrechen seien völlig geschwunden. Nach $1^1/_2$ Minuten ist in der Regel der nervöse Brechreiz durch den Handgriff besiegt, in einzelnen Fällen nur muß 5—10 Minuten später die Manipulation wiederholt werden.

Ist jedoch der Brechakt bereits eingeleitet, sind schon Würgbewegungen vorhanden und ist das Pumpwerk des Kehlkopfs selbst in voller Thätigkeit, so muß allerdings die Fixation des Zungenbeins oft länger und auch energischer durchgeführt werden. Man darf sich in diesem Falle weder durch Bitten des Kranken, ihm das Brechen doch lieber zu gestatten, noch durch Rücksicht auf die eigene Toilette im Falle einer Eruption, verleiten lassen, den Stützpunkt aufzugeben. **Jeder Würgbewegung ist ein kräftiges Halt entgegenzusetzen.** Geschieht dies mit dem feinen Gefühl langer Übung und unter Vermeidung des Druckes nach hinten, so ist die ganze Procedur schmerz- und beschwerdelos, während eine Kompression des Kehlkopfs als recht widrig angegeben wird.

Im Anfang der Praktizierung meines Handgriffs wich ich hie und da einmal aus Furcht vor unliebsamer Bescherung zurück, jetzt behaupte ich stets das Feld, da ich von der Sicherheit des Erfolgs überzeugt bin.

Ist der Behandelnde ängstlich, oder erheischen es die Umstände sonst, kann der ZBG. vom Rücken des Patienten her ausgeführt werden. Fig. 10 markiert die gegenseitige Position. Die Daumen bleiben unter dem Zungenbeinkörper liegen wie

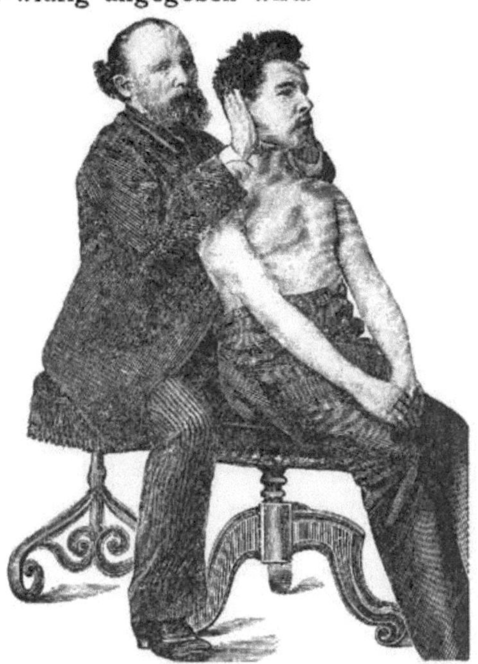

Fig. 10. Zungenbeingriff, vom Rücken her angewendet.

sonst, die übrige Hand schließt sich ans Ohr an, die Vorderarme stützen auf den Schultern des Behandelten auf, und das Zungenbein wird nach oben geschoben; ein Zurückdrücken desselben ist bei dieser Stellung fast unmöglich, hingegen braucht es mehr Übung, den Handgriff so mit Erfolg durchzuführen.

Dem recht Geübten gelingt es, auch den ZBG. mit einer Hand, den Daumen auf den Zungenbeinkörper, die übrigen Finger auf das Kinn des Patienten gesetzt, zum Ziele zu führen, es darf dies jedoch nur zum Zwecke des Ausschaltens von Brechreiz geschehen.

Abnormitäten des *v*-förmigen Knöchleins[1]), welche die Ausübung des Handgriffs verunmöglichten, sind mir noch keine vorgekommen, jedoch können zu starke Krümmung des Zungenbeinkörpers und große Starrheit, wie alte Leute sie zeigen, nicht unerhebliche Schwierigkeiten bieten.

Anfänglich faßte ich beim ZBG. mit den beiden Daumen immer nur die großen Zungenbeinhörner, was denselben eher etwas erleichtert, jedoch fand ich den Griff unter dem Körper für den Patienten weit weniger unangenehm und größere Sicherheit bietend für den Arzt gegen die, allerdings fast undenkbare, Eventualität der Verletzung eines in seiner Substanz bereits schon erkrankten Knochens.

Manchmal ist es für den behandelnden Arzt nicht gerade leicht, das Zungenbein seines Klienten aufzufinden, es trifft dies besonders zu bei sehr fetten Hälsen. Man hüte sich namentlich vor einer Verwechslung des Zungenbeinkörpers mit der Prominenz des Schildknorpels, was leicht zu umgehen ist, wenn man, meiner Angabe folgend, durch Hinauffahren mit den Daumen zu beiden Seiten der Luftröhre und des Kehlkopfs auf die Suche der großen Hörner geht.

Das Gefühl, welches man während der Elevation des Zungenbeins empfindet, kann ich nach meiner eigenen Erfahrung und den Aussagen vieler Versuchspersonen nicht besser bezeichnen als ein eigentümliches L u f t g e f ü h l, eine Sensation, wie wenn die Luftröhre weiter geöffnet wäre und die Luft viel leichter und freier in dieselbe einströmen könnte.

Um eine Erklärung der Wirkung des ZBG. gegen den Brechreiz und das Erbrechen geben zu können, müssen wir uns den physiologischen Vorgang beim Brechakt vergegenwärtigen.

Der Brechakt stellt, analog dem Husten, eine zweckmäßige Reaktion des Körpers gegen in den Schlund oder Magen eingedrungene Schädlichkeiten dar, indem er dieselben durch den Mund wieder zurückbefördert, er ist also ein Reflexakt. Säuglinge lassen ihren Magen, ganz ähnlich den Wiederkäuern, mühe- und beschwerdelos übergehen. Weniger leicht und angenehm gelingt dies den Erwachsenen. Das Gefühl allgemeiner Depression, Kopfweh, Schwindel, Ekel, Druck, Spannung und Schmerz in der Magengegend gehen gewöhnlich dem Brechakte

---

1) Vergl. darüber: V. Peter, Beiträge zur normalen und pathologischen Anatomie des Zungenbeins. Basler Dissertation 1888.

voraus. Beim Erbrechen selbst beteiligt sich die ganze Bauchmasse, das Zwerchfell, ein Teil der Atemmuskulatur und — nach den Untersuchungen von Schiff — der Magen selbst hauptsächlich durch energische Erweiterung, resp. Eröffnung des Magenmunds. Nach Magendie's berühmt gewordenem Versuch — Ersetzen des Hundemagens durch eine Blase und Einspritzungen von Brechweinstein in eine Vene, wobei die Blase als Magen sich doch durch Erbrechen entleerte — würden die Brechmittel nicht vom Magen aus, sondern durch indirekten Reiz auf das Brechcentrum wirken. Schiff und Tantini zeigten dagegen, daß die Längsfaserbündel des unteren Teils der Speiseröhre und diejenigen des Magenmunds, nicht aber die Peristaltik, sondern mehr die Bauchpresse direkten Anteil am Brechakt haben.

Den Brechmechanismus hat man sich demnach beim Erwachsenen folgendermaßen zu denken:

Bei zunehmendem Brechreiz werden in kurzen Intervallen fortwährend Speichel und Luft geschluckt, so daß sich der Magen prall mit Luft anfüllt. Der Brechstoß beginnt mit tiefem Einatmen bei offenem, dann bei geschlossenem Kehldeckel. Während der Brustteil der Speiseröhre so unter vermindertem Druck steht, werden die Widerstände im oberen Teil der Speiseröhre und Rachen durch gleichzeitiges Zusammenziehen der Mm. geniohyoidei, sternohyoidei, welche Kehlkopf und Zungenbein nach vorne ziehen, vermindert. Durch den Kehldeckelschluß hört die Atmung auf, das Zwerchfell bleibt daher zusammengezogen und fixiert, und seine den Magenmund erweiternden Fasern öffnen denselben wie die Zungenbein und Kehlkopf nach vorn ziehenden Muskeln den Widerstand an der Schlundöffnung lösen, das ganze Speiserohr ist sozusagen aufgeschlossen. Der Magen mit seinen prallen Wänden findet sich gewissermaßen zwischen Zwerchfell und Bauchmuskulatur fest eingeklemmt, und bei plötzlichem Zusammenziehen der letzteren wird durch die eingeschlossene Luft ein Teil des Mageninhalts in kräftigem Strahle durch den Mund herausgespritzt.

Der ganze Akt kann so ziemlich nachgeahmt werden durch einen Kautschukballon mit Röhre, der, mit Wasser und Luft gefüllt, von der umschließenden Hand periodisch zusammengepreßt wird — Ballonspritze. Der Ballon repräsentiert den

Magen, der Schlauch die Speiseröhre, die Hand das Zwerchfell, und die Finger spielen die Rolle der Bauchpresse.

Als Koordinationscentrum für den Brechakt nimmt man eine Stelle im verlängerten Mark, nahe dem Atem und Schluckcentrum, an. Dem Vagus als Nerv, der den oberen Teil des Magens und sämtliche Halseingeweide innerviert, wird die Rolle des Vermittlers zwischen Centrum und der beim Brechen beteiligten Muskulatur zugeschrieben. Wenn Hunde, denen der N. vagus durchschnitten wurde, doch brechen, so ist dies nach Schiff ein zufälliges Zusammentreffen mit Brechbewegungen bei auf anderem Wege erweitertem Magenmund.

Die Erregungen des Brechcentrums erfolgen meist reflektorisch durch die Bahnen des N. glossopharyngeus für den Schlund, des Vagus für den Schlund und Magen, des Splanchnicus für Magen, Darm, Nieren und Uterus. Selbst bei Darmverschluß ist nicht die Peristaltik, sondern der Splanchnicusreiz am Erbrechen schuld. Auch vom Hirn aus kann durch Ekel, Schwindel, Verletzung oder Erkrankung des Gehirns Anregung zum Brechen erfolgen, indem von höher gelegenen Partien aus das Centrum im verlängerten Mark in Reizzustand versetzt wird.

Die ausführlichere Darlegung des physiologischen Vorgangs beim Brechakt war notwendig, um an Hand derselben die Begründung meiner Theorie über die Wirkung des ZBG, gegen Brechreiz und Erbrechen Punkt an Punkt erörtern zu können.

Den ersten Akt des Brechdramas leiten Luftschlucken und Pumpbewegungen des Schlundkopfs ein. Es leuchtet ohne weiteres ein, daß Elevation und Fixation des Zungenbeins in der von mir angegebenen Weise sowohl das Schlucken als das das Auf- und Niedersteigen des Kehlkopfs verunmöglicht. Der präparatorische Teil des Brechakts fällt somit durch die Manipulation aus.

Der zweite Akt beginnt mit dem Glottisschluß.

Kappeler[1]) giebt als wirksamstes Mittel zum Wegsammachen des Kehlkopfeingangs bei Scheintoten das Vorziehen der Zunge und das Lüften des Unterkiefers an. Er machte hierüber Versuche am Kadaver, welche beweisen, daß mit dem Heben des Schlundkopfs der Kehldeckel geöffnet wird.

---

[1]) Kappeler, Anaesthetica. S. 126 und 127 und Abbildungen S. 218/9.

Ich habe diese Thatsache seiner Zeit nutzbar gemacht für meinen Handgriff zur Unterdrückung des Stickkrampfs beim Keuchhusten[1]). Dabei kam mir der Gedanke, es könnte wohl durch direktes Anfassen und Heben des Zungenbeins selbst derselbe Zweck in einfacherer und ausgiebigerer Weise erreicht werden. Ich mache daraufhin meine Versuche und fand, daß dem in der That so ist:

Durch das Heben des Zungenbeins wird der Kehldeckelverschluß aufgehoben — daher das geschilderte „Luftgefühl" bei der Manipulation — und es fällt dadurch ein zweites zur Begünstigung des Brechakts nötiges Moment dahin. Dem Kehldeckelschluß folgt das Zusammenziehen der Mm. genio- und sternohyoidei, sowie der sterno- und hyothyreoidei, durch welche Zungenbein und Kehlkopf nach vorn gezogen, fixiert und der Schlund geöffnet wird.

Der ZBG. wirkt der Kontraktion der betreffenden Muskeln diametral entgegen, löst den etwa schon bestehenden Krampf derselben, schiebt den Schlundkopf in die Höhe, wodurch nicht nur der Eingang in die Speiseröhre nicht geöffnet, sondern geradezu mechanisch wie durch ein Kugelventil geschlossen wird. Es zeigt sich diese Wirkung des ZBG. ganz besonders während des Brechaktes selbst. Sie ist schuld, daß die bereits in die Speiseröhre geschleuderten Massen nicht in den Rachen gelangen können, sondern wieder zurückgewiesen werden.

Damit wird wiederum ein sehr wichtiges Glied aus der Kette ausgeschoben. Endlich kommt noch als bedeutendster Faktor hinzu, daß durch den beim ZBG. auf den Kehlkopf und dessen Muskulatur geübten Zug ein direkter Reiz auf den N. vagus ausgeübt wird, sei es nun auf den Stamm desselben oder, was wahrscheinlicher, auf seine Endigungen im Kehlkopf oder aber auf die Accessoriusfasern im M. sternocleidomastoideus.

Der Reiz besteht offenbar in einer Nervendehnung, welche durch Emporziehen des Zungenbeins ganz sicher wenigstens am N. laryngeus inf. n. recurrentis im Innern des Kehlkopfs zustande kommen muß. Welch kräftigen nervenumstimmenden Reiz eine Nervendehnung involviert, werden wir im folgenden noch weiter erfahren.

Bei einer kleinen Anzahl von Personen, meiner Erfahrung

---

1) Korresp.-Blatt f. Schweizer Ärzte 1889. No. 14. S. 418 ff.

nach besonders bei psychisch Verstimmten, wirkt das Lüften des Zungenbeins in perverser Weise, d. h. es löst zuerst Schluckbewegungen und hernach Brechreiz aus, was ich, gewiß nicht mit Unrecht, als weitere Bestätigung meiner Annahme, der ZBG. bewirke direkt einen Reiz auf den Vagus, deute.

Zum Schlusse noch zwei Beweise ex juvantibus: der ZBG. beseitigt in weitaus der Mehrzahl der Fälle schon den Brechreiz. Wenn noch keine präparatorischen Brechbewegungen, sondern nur nervöse Symptome vorhanden sind, fallen alle anderen angeführten Argumente dahin, die Wirkung des Eingriffs kann nur eine solche auf die reizauslösenden Nerven sein.

Die nervöse Stimmlosigkeit, welche sich in den Bezirken des N. laryngeus inf. n. vagi abspielt, wird, wie wir an Beispielen sehen werden, durch Elevation des Zungenbeins meist sofort beseitigt; es kann dies nur geschehen infolge Einwirkung auf den X. Hirnnerven.

Der Indikation für die Anwendung des Brechhandgriffs setze ich recht weite Grenzen. Selbstverständlich werde ich die Manipulation nie anwenden bei Magenstörungen, hervorgerufen durch Vergiftungen oder Speisen, bei welchen Entleerung des Magens die erste Forderung rationeller Behandlung ist. Sonst rate ich in allen Fällen, wo es erwünscht und angezeigt ist, den Brechreiz zu unterdrücken und dem Erbrechen entgegenzusteuern, ohne weiter den ZBG. in Anwendung zu bringen, und nehme auch unheilbare Krankheiten nicht aus, weil die Erfolge des mechanischen Verfahrens selbst hier diejenigen jeder anderen Therapie bei weitem überragen.

Ein großes und wichtiges Feld zur Erprobung unserer Methode liefert die Hysterie. Die Hysterie charakterisiert sich dadurch, daß die normalen Widerstände in den Nervenleitungen ausgefallen sind. Sowohl im sensibeln als motorischen System ist ein Großteil der Hemmungselemente untergangen, es reagiert darum der Körper schon auf sonst übersehene oder für gewöhnlich nicht zur Geltung kommende Reize; es lösen sich Reflexe aus, welche bei normalem System umsonst anklopfen, und kleinsten Ursachen entstammen unverhältnismäßig große Wirkungen.

Dies zeigt sich deutlich beim hysterischen Erbrechen. Schon der Gedanke an gewisse Speisen, der Geruch eines durchaus nicht unbeliebten Gerichts, der Löffel, welcher die Lippen berührt, ruft Brechreiz hervor. Es wird gebrochen vor, während und nach dem Essen, ohne Unterschied des Genossenen. Unsere ganze bisherige Therapie zeigt sich machtlos gegenüber dem nichtigen hysterischen Brechreiz. Sehen wir uns schnell danach um, was die Autoren gegen das hysterische Erbrechen empfehlen.

Jolly[1]) schreibt:

„Das hysterische Erbrechen gehört zu den allerhartnäckigsten Symptomen der Hysterie. Gewöhnlich wird der ganze Arzneischatz vergeblich dagegen angewendet, bis es durch irgend einen Zufall zum Stehen kommt. Man versucht natürlich immer zunächst durch möglichst reizlose Kost, Milchdiät, Liebig'sches Fleischinfus u. s. w. demselben die Nahrung zu entziehen, hat aber damit nur selten Erfolg. Ebenso helfen die Eispillen, die sarkotischen Mittel in allen möglichen Formen, Chloroform u. s. w. gewöhnlich nur ganz vorübergehend. Bei manchen Kranken steht es still, wenn man sie nur rohen Schinken oder rohes gehacktes Fleisch scharf gewürzt genießen läßt."

Dies ist aber auch ganz alles, was in einer Monographie über Hysterie bezüglich Heilung des nervösen Erbrechens zu finden ist. Fügen wir noch Hydropathie, Champagner, Elektricität in allen Formen und Hypnose hinzu, so haben wir auch die neuere Therapie so ziemlich erschöpft.

Ich habe eine Reihe von Damen behandelt, welche in Kliniken und Spitälern, von Privatärzten und in Kurorten mit Medikamenten und den eingreifendsten Prozeduren malträtiert worden sind, ganz ohne Erfolg, sie alle wurden dem ZBG. sofort unterthänig gemacht. Bei Zuhilfenahme des ZBG. ist keine Hysterica mit dem hartnäckigsten Vomitus imstande, zu brechen, sofern die Manipulation zur rechten Zeit, richtig und mit gehöriger Energie gemacht wird. Nicht nur der hysterische Brechreiz, auch der Brechakt selbst kann damit unterdrückt werden.

Meine Behandlung geht darauf aus, den Brechreiz zu beseitigen und jeden Brechakt auszuschließen, sie ist eine präparatorisch-prophylaktische, wie eine Behandlung des Anfalls selbst.

Soll der Patient speisen, so wird er vorerst dazu vorbereitet. Durch Etirage und Zeltgriff, die wir bei Magenkrampf (s. S. 50 und Fig. 13, 14) eingehender beschreiben werden, muß die Magengrube etwa 2 Minuten lang bearbeitet werden. Ich brauche

---

1) v. Ziemssen, Handbuch der Krankheiten des Nervensystems II. 2. H. S. 875. F. Jolly, Hysterie. S. 548.

nicht hervorzuheben, daß bei diesen Patienten das Verfahren ein besonders feines und zartes sein muß. Nun folgt vorbeugend gegen Brechreiz der ZBG., eine Minute lang. Jetzt darf die Kranke gleich zum Essen gehen mit der Weisung, wenn sie Brechreiz verspüre, sich sofort ins Behandlungszimmer zu begeben, wohin ich ihr eventuell sogleich folge, das Brechen durch ZBG. unterdrückend. Sie kehrt alsbald wieder zu ihrem Teller zurück und vollendet das angefangene und unterbrochene Mahl; nie darf sie die Speise, welche ihr Ekel bereitete, zur Seite schieben. Bei recht hartnäckigen Fällen genügt einmalige Behandlung vor und während des Essens. Um ja allen Eventualitäten vorzubeugen, wiederhole ich das Verfahren meistens noch einmal nach dem Essen. ·

Durch solches konsequentes Verfahren erzielte ich in vielen Fällen bleibende Erfolge, andere konnten sich später zu Hause selbst mit dem ZBG. behandeln, ein kleiner Teil wurde recidiv und mußte wieder Hilfe suchen; wurde aber auch der Handgriff noch so vielmal wiederholt, nie verlor er seine Wirkung.

Aus vielen Krankengeschichten greife ich die folgenden als besonders instruktive und hartnäckige Fälle heraus.

O. E., 14 Jahre alt. Hauspatientin vom 25. Nov. 1889 bis 20. Jan. 1890. Von Jugend auf nervös, viel krank, konnte Patientin wegen Bleichsucht im Sommer die Schule nie, im Winter nur halbtäglich besuchen. Seit einem Jahre menstruiert, Dysmenorrhöe. Von Mai 1889 an beständiges hartnäckiges Erbrechen, anfänglich 1—2mal, dann 5- und 6mal und sogar 12mal im Tag. Von den vorzüglichsten Ärzten und Specialisten für Frauenkrankheiten alle möglichen Kuren angeordnet, Antihysterica, Chinin, Salol, kalte Wickel, Eis, Champagner, Elektricität (durch die Ovarien), alles ohne den geringsten Erfolg angewendet!

Zur Zeit der Aufnahme in meinem Hause tritt 15—20 Minuten nach dem Essen das Brechen schmerzlos mit größter Regelmäßigkeit auf, daneben besteht bellender, hysterischer Husten.

Am Tage des Eintritts noch einmal Erbrechen. Bei jedem Brechreiz wird sofort ZBG. ausgeführt, der Reiz hört immer sogleich auf; Patientin erbricht überhaupt vom Moment an niemals mehr, als wenn sie beim Brechreiz nicht mechanisch behandelt wird, d. h. wenn gerade niemand anwesend ist, der an ihr ZBG. vollziehen kann; bald lernt sie den Handgriff an sich selber ausüben, womit jeder Brechakt ausgeschlossen bleibt. Am Abend jeweils längere Anwendung des ZBG. gegen den nervösen Husten, welcher vom 23. Dez. an gänzlich aufhört.

Im April 1893 schreibt mir die ehemalige Kranke von der Pension in der französischen Schweiz aus, wo sie sich damals befand, sie habe nach ihrer Entlassung noch etwa ein halbes Jahr lang hie und da Brechreiz verspürt, den sie jedoch stets selbst durch den Handgriff zu beseitigen vermochte. Seither befinde sie sich vollkommen wohl, andere Mittel seien nie mehr gebraucht worden. Hat sich seither verheiratet.

G. H., 23 Jahre alt. Hauspatientin von Juli bis Sept. 1890, eine sehr zarte, fast durchsichtige, nervöse Dame, welche periodisch von so heftigem Brechen gequält wird, daß sie faktisch keinen Löffel voll Speise zu sich nehmen kann, ohne denselben gleich wieder zürückzugeben. Auch nach dem ZBG. kehrt der Brechreiz stets rasch wieder, doch ich ringe mit demselben derart, daß ich Bissen um Bissen behaupte, immer und immer wieder den Reiz ausschalte und, wenn Erbrechen sich einstellt, dasselbe nicht aufkommen lasse. So gelingt es allmählich, den Magen an Aufnehmen von Speisen zu gewöhnen, der Vomitus wird seltener, die Ernährung besser. Patientin gewinnt 4 kg Gewicht und kann bedeutend gebessert nach Hause entlassen werden. Sie übt den Handgriff selbst an sich aus. Die letzten Berichte, Frühjahr 1893, melden, es gehe ihr abwechselnd, Brechen sei selten, sie habe sich verlobt.

B. H., 23 Jahre alt. Hauspatientin von Juli bis Sept. 1890, nervös, hysterisch, trübe gestimmt, hat seit 6 Wochen fast jedes Essen erbrochen. Nach dem ersten Löffel voll Suppe verläßt sie schon meist den Tisch, die Speise zurückzugeben. Sie hat sehr kräftige Würgbewegungen, so daß der ZBG. mit aller Energie durchgeführt werden muß. Oft gelangen die Speisen wieder zurück bis zum Schlundkopf, müssen aber von hier gleich wiederum den Rückweg antreten, das Erbrechen wird, trotz der Bitte der Kranken, demselben den Weg frei zu lassen, nicht gestattet. Brechreiz und Brechen werden allmählich seltener, die sehr abgemagerte Kranke erholt sich, nimmt bedeutend an Gewicht zu und ist seither gesund und glücklich verheiratet.

L. A., 22 Jahre alt. Hauspatientin 1890, sehr zarte und nervös angelegte Dame, litt anfänglich an grande hystérie, jetzt sind keine Schüttelkrämpfe mehr vorhanden, aber von Zeit zu Zeit wird alles erbrochen. Der Brechreiz ist sehr heftig, lange andauernd, ZBG. muß oft 2 Minuten und länger angewendet werden, der Erfolg ist aber stets ein absolut sicherer. Auch diese Kranke kann die Manipulation an sich selber ausführen, oft aber fehlt ihr die nötige physische Kraft, um den Effekt zu erringen. — Bei Gelegenheit einer Dampfschiffahrt auf dem Bodensee konnte ich bei dieser Patientin die Wirkung des ZBG. gegen Seekrankheit erproben. Wir hatten eine sehr stürmische Fahrt; während derselben, die mehr als 1 Stunde dauerte, war die Dame im höchsten Grade seekrank, sie litt fortwährend an Übelkeit und Brechreiz, ich setzte mich vor sie hin, um jederzeit bereit zu sein, das Erbrechen hintanzuhalten, was mir auch vollkommen gelang, jedoch kam ich zu der Überzeugung, es wäre eine Unmöglichkeit, auf dem Meere in ähnlicher Weise das Verfahren mit Erfolg durchzuführen. Anders aber dürfte sich wohl die Sache gestalten bei weniger nervösen Personen. Jedenfalls möchte ich Kollegen, welche dazu Gelegenheit haben, besonders auffordern, Experimente mit meinem ZBG. an Individuen, welche von Seekrankheit befallen werden, vornehmen zu wollen.

M. S., 26 Jahre alt, im Frühjahr 1892 während 6 Wochen als Hauspatientin behandelt. Patientin ist sehr zart, zum Skelett abgemagert, gut mittelgroß, wiegt sie bei ihrer Ankunft 31 kg! Vom 12. Jahre an krank. Chorea und grande hystérie in allen Phasen sind der Grund, daß die junge Tochter seit 10, 12 Jahren in Bädern, Wasserheilanstalten, Privat- und Universitätskliniken, abwechselnd mit kurzem Aufenthalt zu Hause, ihr Leben zubringen muß. Während 5—6 Jahren bricht sie, allerdings oft ½—1 Stunde nach der Mahlzeit, nach jedem, auch dem kleinsten Essen. Alle nur erdenklichen Kuren, allo- und homöopathische, Elektricität und Magnetismus, Hausmittel und Quacksalber waren vergeblich an sie verschwendet worden, nur die Hypnose stand noch aus, weil eine Autorität in dieser Branche, an die man sich gewendet, erklärt hatte, einen so „verfuhrwerkten Fall" übernehme man nicht. Vorher war sie ein ganzes Jahr lang in Behandlung eines ausgezeichneten Klinikers gewesen, der ihr unter anderem wiederholt die größten Schröpfköpfe trocken 2 Stunden lang auf die Magengrube setzen oder sie alle 14 Tage 2 Tage lang unter strengster Kontrolle absolut fasten ließ. Sie durfte alsdann nicht einmal einen Schluck Wasser trinken. So gelang es, ihr einen Löffel voll Bouillon beizubringen; sobald sie aber mehr aß — und ihr Appetit war ganz gut — wurde wieder alles erbrochen. Kurzum alle früheren Heilversuche waren absolut erfolglos geblieben.

Am 30. April 1892 kam die ganz abgezehrte, elende Kranke, skeptisch und verzweifelnd an aller Medizin, infolge der Inanition lungenleidend in mein Haus.

Am ersten Nachmittage, als dem Beobachtungstag, erbrach sie dreimal, von da ab bis zur Abreise am 2. Juni 1892, trotz heftigen Hustens, nie mehr mit Ausnahme eines einzigen Mals in der Nacht, als niemand, der an ihr den Handgriff ausüben konnte, zugegen war. Es wurde aber mit eiserner Konsequenz die Behandlung nach oben angegebenen Regeln durchgeführt, vor jedem Essen präparatorische Etirage der Magengrube und ZBG. und nach jedem Essen wieder ZBG., welcher selbstverständlich ebenfalls sofort zur Anwendung kam, wenn während des Essens Brechreiz sich einstellte. Später erlernte die Kranke den Handgriff ebenfalls und führte ihn mit Erfolg aus. Bis zum Herbst konnte so das Brechen besiegt werden, da ließ mich die Kranke wieder zu sich kommen, „weil sie das Knöchelchen nicht mehr finde"; sie hatte nämlich derart zugenommen, daß die Konfiguration des Halses sich verändert zeigte.

Ich glaube nicht, daß es einen schwierigeren Fall von nervösem Erbrechen überhaupt in der Praxis geben kann als den eben angeführten. Der alte Hausarzt der Dame erklärte mir auch bei meinem Besuche im Herbst, daß er ganz überzeugt sei, ohne diese Behandlung wäre die Kranke längst schon an Inanition gestorben.

Der vorstehende Fall darf jedenfalls als eine Glanzleistung konsequenter mechanischer Behandlung hingestellt werden, er mag aber auch als Beispiel dienen dafür, daß nur eiserne Ausdauer bei derartigen schweren Fällen zu einem Resultate führt.

Wenn einzelne Kollegen angeben, nicht die Erfolge gehabt zu haben, wie ich sie ganz wahrheitsgemäß hier schilderte, so steigen stets in mir Zweifel auf, ob sie den ZBG., der allerdings nicht zu den leichten Handgriffen gehört, richtig ausgeführt und konsequent durchgeführt haben.

Hinz[1]), um noch einem anderen Arzte das Wort über dieses Thema zu geben, schreibt:

„Meine Versuche — mit ZBG. — sind entschieden günstig ausgefallen, so daß bei größerer Übung und exakterer Auswahl der Fälle jedenfalls die Erfolge sich noch bessern werden. Aus der kleinen Anzahl meiner aufgezeichneten Krankengeschichten greife ich zwei heraus:

Eine ältere hysterische und nervöse Dame hat seit einem Vierteljahr ein für die Angehörigen störendes Hüsteln ohne Auswurf; der Pat. selber war dies fast zu einer angenehmen Gewohnheit geworden. Mehrere Tage vor beginnender Menstruation stellte sich häufiges Brechen ein, das auf eine Erkältung zurückgeführt wird. Pat. hatte das erste Mal ihren Zustand in Geduld getragen, ohne ärztliche Hilfe nachzusuchen. Drei Wochen später traten dieselben Erscheinungen auf, worauf sie sich in meine Behandlung begiebt. Eine Bromlösung mit Hyoscyamusextrakt, die zuerst gegeben wird, hilft nichts. Tags darauf wende ich ZBG. an, während dessen es jedoch zum Erbrechen kommt. Hinterher wurde dieselbe Manipulationstherapie 2 Minuten lang vorgenommen, worauf 6 Stunden lang kein Erbrechen erfolgte. Abends wird dieselbe Behandlung und zugleich Magengriff und Hautdehnungen in der Magengegend vorgenommen. Pat. schläft die Nacht ruhig und genießt des Morgens eine Wassersuppe, die sie behält. Erbrechen stellte sich nicht wieder ein.

Dem hysterischen Erbrechen nächst verwandt sind die Vomitionen von Schwangeren. Hier kennt die Litteratur genug Fälle, die größte Ähnlichkeit haben mit dem soeben gegebenen Krankheitsbild. Ich habe zwar leider nie Gelegenheit gehabt, einen Fall von perniciösem Erbrechen Schwangerer zu behandeln; nach dem Vorangegangenen wäre die Therapie genau vorgezeichnet und der Erfolg unzweifelhaft durch die Manipulationstherapie gesichert. Der Einwand der schwierigen und mühevollen Behandlungsweise ist hinfällig bei einem Leiden, das allen bisher bekannten Mitteln trotzt und sogar unter Umständen zum Tode führt, um so mehr als jede intelligente Wärterin mit der Ausübung des ZBG. bekannt gemacht und betraut werden kann.

---

1 l. c. S. 23.

Die Zahl der von mir mechanisch behandelten Schwangeren mit heftigem Erbrechen ist überhaupt klein. Die betreffenden Frauen suchen eben nur selten den Arzt auf, weil sie von allen Seiten hören, die Medizin sei machtlos gegenüber diesem Leiden, und darum annehmen, sie seien bestimmt, das Übel in Geduld zu tragen, bis die Natur sich ihrer erbarmt. Wenn die von mir empfohlene Therapie durch Handgriffe Gemeingut der Ärzte und Laien geworden sein wird, dürfte es wohl auch in diesem Punkte zu anderen Ansichten unter dem Publikum kommen Bei einer Schwangern verschwand das Erbrechen schon nach zweimaliger Anwendung des ZBG., weshalb ich den Fall für einen leichten halte, bei welchem wohl von selbst auch das Brechen bald sistiert hätte. Der zweite Fall betraf eine Frau, welche in erster Gravidität so schwer an Erbrechen gelitten hatte, daß sie ein Vierteljahr lang das Bett zu hüten gezwungen war; im Anfang der zweiten Schwangerschaft stellte sich der Vomitus in derselben hartnäckigen Weise wieder ein. Nachdem ich die Frau anfänglich selbst mehrmals mechanisch behandelt und hernach in Ausübung des Handgriffs an sich selber instruiert hatte, konnte dem Brechreiz mit Erfolg Einhalt gethan werden und die Frau ihrem Berufe als Lehrerin ohne Unterbrechung vorstehen.

Bei einer dritten Schwangeren, welche unter Brechen sehr litt, gelang es mir persönlich jedesmal, den Reiz zu eliminieren, sie war aber aus Eigensinn nicht dazu zu bringen, sich selbst zu behandeln oder sich Personen ihrer Umgebung anzuvertrauen. Immerhin befestigte auch dieser Fall in mir die Überzeugung, daß bei richtiger Anwendung und Durchführung des ZBG. der Brechreiz Gravider stets mit Erfolg zu unterdrücken ist.

Den Brechreiz in der Narkose beeinflußt der ZBG. in wirksamster Weise. Diese Thatsache halte ich zugleich fest als Beweis, daß mein Verfahren nicht nur lokal, sondern auch durch die Vagusbahnen auf das Brechcentrum direkt einzuwirken vermag.

Bei zwei Fällen, wo nach der Chloroformnarkose Brechreiz eintrat, war als Consiliarius Kollega D. von Frauenfeld, Specialarzt für Frauenkrankheiten, anwesend und konnte sich persönlich von der Wirkung des Handgriffs auf die Würgbewegungen überzeugen.

Im zweiten Fall dauerte die Brechneigung noch 2 Tage nach der Operation (Raclement) an, der Ehemann, den ich mit der Manipulation vertraut machte, war aber jedesmal imstande, das Brechen zu verhindern.

Eine 72-jährige Frau, welche ich unter Assistenz eines jungen Mediziners zum Zwecke der Einrenkung einer Schulterluxation am 16. September 1892 chloroformierte, bekam zweimal während tiefster Narkose heftige Würgbewegungen, die unzweifelhaft zu Erbrechen geführt hätten. Die Fixation des Zungenbeins verhütete sowohl die Eruption während der Narkose wie auch nachheriges Erbrechen vollständig.

Es ist gewiß jedem Arzte einleuchtend, von welchem eminenten Werte es für den Chirurgen sein muß, den Brechreiz nach Operation mit dem angegebenen mechanischen Mittel prompt und sicher beiseite schieben zu können. Man denke nur an die Laparotomien! Ich möchte meine Kollegen von der Chirurgie daher besonders ermuntern, sich durch Versuche von der Wirksamkeit des ZBG. zu überzeugen. In Kliniken wird dies um so leichter geschehen können, weil jede ordentliche Wärterin die Manipulation erlernen und bei etwelcher Übung und Energie mit Erfolg durchführen kann.

Mißerfolge, welche mir von einigen Kollegen schon mitgetheilt worden sind, beruhen sicher fast immer auf zaghafter Aus- und Durchführung der Manipulation.

Ermutigt durch die günstigen Erfahrungen bei nervösem Brechreiz, schritt ich in Anwendung des ZBGs. weiter und versuchte denselben auch beim akuten **Magendarmkatarrh** der Kinder. Bekanntlich werden kleinere Kinder bei dieser Krankheit durch das viele Erbrechen besonders stark mitgenommen, und es ist deshalb für den Arzt erste Aufgabe, dem Brechen Einhalt zu thun. Wie schwer dies oft möglich ist, weiß jeder Praktiker. Es geht aber auch nicht an, daß der Arzt Tag und Nacht neben dem Bett des kleinen Patienten steht, um stets bereit zu sein den Handgriff auszuführen, man muß sich in diesen Fällen daher auf Eltern oder Wärterinnen stützen können. In zahlreichen Fällen bei Kindern von 3—4 Jahren, und älteren natürlich, erreichte ich durch dieses Vorgehen die besten Resultate. Statt kasuistischer Aufzählungen mag zur Abwechslung ein bezüglicher Passus aus einem Briefe folgen, welchen Herr Z. in Sch. am 24. Oktober 1891 an mich adressierte. Derselbe lautet:

„Von noch höherem Interesse (als der Handgriff gegen Keuchhusten) und ohne Zweifel von größerem Wert für mich war die Kenntnis Ihres Handgriffes gegen den Brechreiz. Wie Sie wissen, waren meine beiden Kinder (Knabe von 8 und Mädchen von 5 Jahren) äußerst empfänglich für Magenstörungen, die sich stets in der Weise manifestierten, daß die Kinder, ohne Speisereste von sich zu geben, zu brechen anfingen und sich diese Brechanfälle in Intervallen von $^1/_4 - ^1/_2$ Stunden oft einen Tag und eine Nacht und hie und da noch länger wiederholten. Vor einem Monat zeigten sich beim Mädchen nun wieder die gleichen Symptome. Ich wandte innerhalb $^1/_2$ Stunde Ihren Handgriff während etwas mehr als 1 Minute zweimal an. Das Kind schlief ruhig ein und befand sich am anderen Morgen so wohl als je. Genau das Gleiche passierte mir in den letzten 8 Tagen mit meinem Knaben, dem ich abends vor Einschlafen, als er empfindlichen Brechreiz verspürte, den Handgriff applizierte. Des anderen Morgens befand sich der Junge so munter wie immer. Vor nicht langer Zeit kam meine Frau in den gleichen Fall. Sie erwachte kurz nach dem Einschlafen mit heftigem Brechreiz. Der angewandte Handgriff benahm ihr denselben sofort, und sie erfreute sich der ruhigsten Nacht mit bestem Wohlbefinden am anderen Morgen."

Hinz[1]) erwähnt ebenfalls einen einschlägigen Fall:

„Die 8-jährige Tochter eines Besitzers erkrankte in der Nacht nach ihrem Geburtstagsfeste an den Folgen einer Magenüberladung. Während der Nacht erfolgt mehrmaliges ergiebiges Erbrechen. Gegen Morgen hört dieser Akt nicht auf, statt Speiseresten wird jetzt nur grünlicher Schleim ausgebrochen. Einige Tropfen Tinctura Opii in warmem Haferschleim kommen wieder zurück. Gegen weitere Anwendung dieses Mittels sträubt sich das Kind, indem es angiebt, darauf müsse es erst recht brechen. ZBG., 1 Minute lang, bringt für $^1/_4$ Stunde Ruhe, darauf wird die Behandlung wiederholt. Das Kind giebt nunmehr an, es wollte das Brechen soeben kommen, sei jedoch jetzt vorüber. Vor der Abreise wird der Griff noch einmal gemacht, worauf bis abends kein Erbrechen sich einstellte. Beim Abendbesuch wird prophylaktisch (vorbeugend) die Manipulation wiederholt. Das Kind ging am 3. Tage zur Schule. Brechneigung war ganz ausgeblieben.

Ich stehe aber auch nicht an, bei Kranken mit unheilbaren Leiden, wo Beseitigen des Brechreizes den Unglück-

---

1) l. c. S. 25.

lichen von seinem herbsten Übel befreien würde, die Manipulation zu versuchen. Bei Magenkrebs konnte ich manch einmal selbst oder durch geschulte Wartung einen Brechakt ausstoßen, und wenn es auch nicht gelang, das Erbrechen gänzlich zu stillen, so war es doch für den Leidenden jedesmal eine Wohlthat, einer Vomition enthoben worden zu sein.

Einem Kranken mit Schrumpfniere und urämischem Erbrechen, dem weder Eis noch Champagner auch nur eine Idee von Erleichterung verschafften, konnte ebenfalls durch Elevation des Zungenbeins mancher Brechstoß eliminiert und so viel Unannehmlichkeit erspart werden.

In jüngster Zeit kamen mir 2 Fälle von Unterleibsentzündung mit intensiver Brechreizung vor.

Ein 22-jähriger junger Mann erbrach am 3. Tage seiner Blinddarmentzündung alles, Opiumpulver wie Wasser und wollte bei meinem Besuche gar nichts mehr zu sich nehmen. Ich zwang ihn, eine Dosis Pulv. Opii in Oblate zu nehmen und Wasser zu trinken. Sogleich stellte sich kräftiger Reiz zum Erbrechen ein, zurückgewiesen, machte er sich immer wieder geltend. 20 Minuten saß ich neben dem Bette des Patienten. jede Neigung zum Brechen sofort niederkämpfend, hatte dann aber auch die Genugthuung, beim nächsten Besuche zu vernehmen, der Kranke habe seither nicht mehr gebrochen Es stellten sich auch nachher überhaupt keine Vomitionen mehr ein.

Beim zweiten Falle, einer puerperalen Unterleibsentzündung, enormer Auftreibung und stetem Brechen nach jedem Tropfen Wasser, konnte ich die Wärterin leicht instruieren, durch ZBG. zur großen Erleichterung der schmerzgeplagten Kranken, aber auch jedesmal Brechreiz und Brechen zu unterdrücken.

Zum Schlusse noch ein Experiment mit Apomorphin.

Bei der subkutanen Anwendung eines kräftigen Brechmittels, wie Apomorphinum hydrochloricum es darstellt, kann die Brecherregung nur vom nervösen Centrum aus eingeleitet werden; es war deshalb von Interesse, den ZBG. auf das Experiment hin zu prüfen. Die Injektion einer Dosis von 0,005 bei einem kräftigen jungen Medizinstudierenden führte zu keinem Brechreiz, aber zu solcher Übelkeit und Hinfälligkeit, daß eine zweite Einspritzung nicht gemacht, jedoch am folgenden Tage unter Assistenz desselben Herrn ein zweiter Versuch bei einer sehr hysterischen, aber sonst gesunden 35-jährigen Frau angestellt wurde.

Die Dosis betrug 0,006 einer Lösung von Apomorph. hydrochl. rec. praeparat. Nach 5 Minuten Übelkeit, in 10 Minuten sehr heftiger Brechreiz. Der ZBG. machte es zur Unmöglichkeit, daß trotz der heftigen Würgbewegungen und des Flehens der Versuchsperson, sie doch erbrechen zu lassen, auch nur ein Atom von Mageninhalt in den Mund gelangen konnte. Arzt und Patientin hatten jedoch das deutliche Gefühl, daß der Speisebrei bis zum oberen Abschnitt der Speiseröhre gelangte, wobei zu bemerken ist, daß die Elevation des Zungenbeins erst insceniert wurde, als bereits heftige Würgbewegungen im Gange waren. Nachdem der erste heftige Anprall zurückgewiesen war, traten noch einige weitere Regurgitationen ein, die nicht unterdrückt wurden, aber zum Erbrechen nicht mehr führten.

Nachdem wieder Ruhe im Magen eingekehrt war, zeigte die Kranke ein sehr blasses Aussehen und fast beängstigend matten Herzschlag von nur 42 Schlägen in der Minute, konnte aber nicht genug wiederholen, wie wohl sie sich fühle.

Es zeigte also auch das Experiment mit einer relativ sehr kräftigen Dose eines äußerst wirksamen Brechmittels die Superiorität des Handgriffs gegenüber dem stärksten Brechreiz.

Ich möchte daher der Anwendung des Brechhandgriffs gar keine Grenzen setzen, mit Ausnahme der eingangs erwähnten; ist er ja doch für den Kranken absolut schmerzlos durchzuführen, ohne die geringste Gefahr zu involvieren. Entspricht er in concreto billigen Erwartungen nicht, so ist sicher nicht die Methode, sondern nur der Experimentierende schuld am Mißerfolge.

Ich behandelte den vorstehenden Handgriff nicht nur wegen seiner großen Bedeutung für die ärztliche Praxis in so eingehender Weise, sondern auch deshalb, weil die hier angeführten Thatsachen, man denke nur an die Experimente in tiefer Chloroformnarkose, mir gewiß das Recht geben, mich nochmals energisch gegen alle diejenigen aufzulehnen, welche in der Manipulationstherapie nichts anderes als Suggestion erblicken.

Dehngriff. Etirage, E.

Die blutige Nervendehnung wurde vor etwa 25 Jahren von Nußbaum in München in die Medizin eingeführt. Anfangs fand sie zahlreiche Nachahmer (Langenbusch) und Bewunderer, jetzt wird sie mehr und mehr verlassen [1]), da in ihrem Gefolge oft Zerreißungen der Nervenfasern und Verwachsungen des Nervenstammes mit umliegenden Gewebsteilen und dadurch Lähmungen, resp. vermehrte Schmerzen, sich einstellen.

Dagegen kann ich die manuell ausgeübte Dehnung der Haut, Muskulatur und überhaupt aller dehnbaren Körpergebilde (Mamma, Penis, Ohrmuschel etc.), welche von neuralgischen Schmerzen befallen sind, als schmerzstillendes Mittel nicht genug empfehlen.

Wirksam ist jedenfalls die indirekte Dehnung der Nervenendigungen.

Am Kopf findet sie besonders bei erkrankter Stirnhaut vielfache Anwendung. Ich führe sie folgendermaßen aus: Die Fingerspitzen der vier Finger werden in eine gerade Linie und einander in Opposition gestellt. Die Haut wird in sanftem Zuge

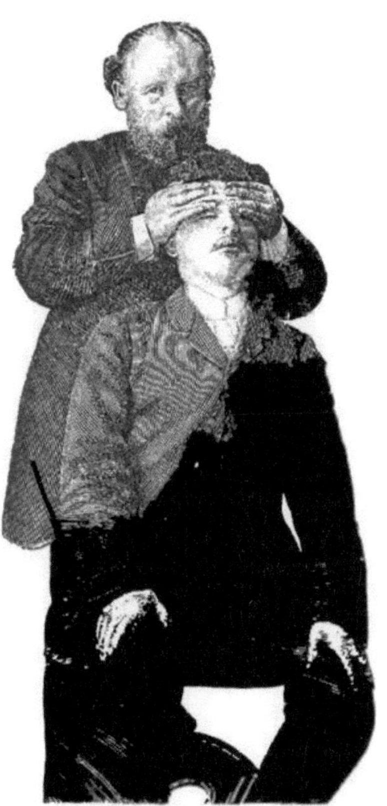

Fig. 11. Hautdehnung, Etirage mit Bildung von Hautfalten.

angezogen und während 10—40 Sekunden gestreckt erhalten oder in raschem Rucke schnellend gedehnt Mit den beiden

1) Benedikt redet ihr zwar neuerdings wieder das Wort, besonders bei den heftigen Schmerzen infolge von Rückenmarksdarre.

Daumen, welche man der Länge nach auf die Haut legt und in Opposition zu einander bringt, kann die Manipulation ebenfalls sehr gut ausgeführt werden. Zuweilen ist es recht zweckmäßig, eine Hautfalte zu bilden und an dieser die Dehnung zu vollführen, wie Fig. 11 es darstellt. Dabei ist ein Quetschen der Haut sorgfältig zu vermeiden.

Je nach Lokalität und Heftigkeit des Schmerzes muß das Verfahren sanft oder energisch sein, kurze oder längere Zeit seine Anwendung finden.

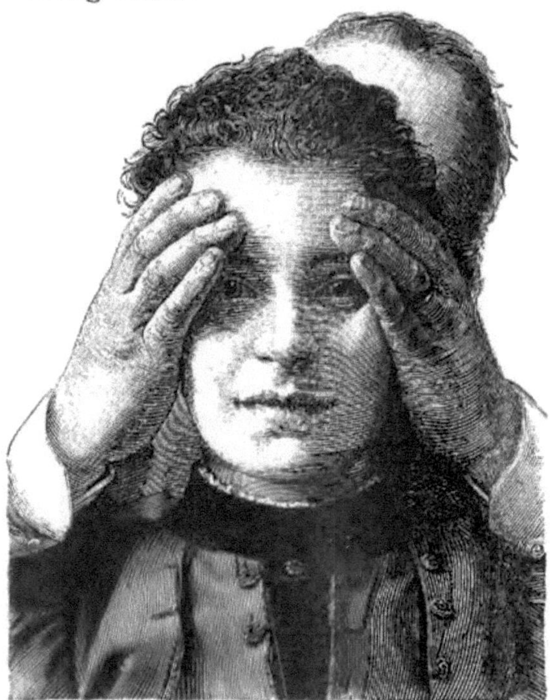

Fig. 12. Etirage, ausgeübt während des KStG.

Beim Stirnkopfschmerz wird es stets als sehr wohlthuend empfunden und kann da füglicherweise gleich mit dem KStG. kombiniert werden, Fig. 12 zeigt dies klar ohne weitere Auseinandersetzungen.

Auf die Idee, die Hautnervendehnung bei Hyperästhesien der Schädelhaut anzuwenden, kam ich durch Erfahrungen, welche ich mit der Massendehnung machte an knochenlosen Körperteilen, an Mamma, Penis, Ohrmuschel und Nasenspitze.

Die Erfolge werden am besten durch ein paar Krankengeschichten illustriert.

S. K., 61-jähriger Schuster in T., hat schon seit m e h r e r e n Monaten heftige, stundenlang andauernde Schmerzen in der linken Ohrmuschel, immer nur nachts. Im Oktober 1891 interveniert endlich die Frau. Des nächtlichen Stöhnens und Jammerns ihres Mannes müde, sucht sie Abhilfe beim Arzt, weil sie selbst immer im Schlafe gestört werde. Bei der Untersuchung kann an der betr. Ohrmuschel auch nicht die geringste Veränderung entdeckt werden; keine Rötung, keine Verdickung, weder Hautrisse noch gichtische Einlagerungen sind vorhanden, Berührung und Druck nicht schmerzhaft, wir haben also die reinste „rheumatische" Affektion, wie Patient schon diagnostiziert. Statt mit Ölen und Salben, Elektricität und hydropathischen Prozeduren Zeit zu vergeuden und ärztliches Unvermögen zu dokumentieren, nehme ich die affizierte Ohrmuschel zwischen meine Finger, dehne, ziehe und strecke sie nach allen Richtungen, halte sie $\frac{1}{2}$—1 Minute lang ausgezogen, und von Stund an ist der Schmerz, welcher 4 M o n a t e l a n g alle Nächte aufgetreten war. verschwunden, ohne bis heute 6 Jahre nachher, sich auch nur einmal wieder zu zeigen. Der Sicherstellung des Erfolges wegen war das Verfahren in den folgenden 8 Tagen noch zweimal wiederholt worden.

Frau M. E. leidet fast anhaltend seit langer Zeit schon an neuralgischen Schmerzen in beiden Brüsten, hysterischer Mastodynie. Die Brüste sind schlaff, hängend, nirgends eine Verhärtung fühlbar, an den Warzen keine Risse und keine entzündeten Stellen. Die Brust wird zwischen die Hände genommen, kräftig gedehnt und ausgezogen, was zwar als ziemlich unangenehm empfunden wird, aber nach einer kaum 3 Minuten währenden Behandlung sind die Nervenschmerzen weg. Nach weiteren zwei Sitzungen ist die Heilung eine vollkommene.

N. N., Commis, 27 Jahre alt, stellt sich vor mit akuter Gonorrhöe, die wie gewöhnlich von heftigem Brennen in der Urethra nach jedem Urinieren begleitet ist. Es wird ihm angegeben und gezeigt, wie er mit beiden Händen den Penis an Wurzel und Glans zwischen Daumen und Zeigefinger fassen und, gleich einem Gummischlauch, ausziehen und etwa 1 Minute lang in Dehnung erhalten soll. Er führt den Handgriff regelmäßig und korrekt aus und erklärt bei jeder ferneren Konsultation, er sei imstande, durch denselben den Harnröhrenschmerz jedesmal und sofort zu unterdrücken.

Bestätigung der Wirkung dieser Prozedur wurde mir seither noch von einer Reihe von Patienten, welche an Dysurie verschiedener Ursache litten.

N. N., Hauspatientin, von verschiedenen nervösen Algien geplagt, hatte oft unerträgliche Schmerzen in Ohrmuschel und Nasenspitze. Eine kräftige, etwas anhaltende Dehnung dieser Gebilde besiegte den Schmerz regelmäßig und gründlich.

An der Zunge habe ich durch Dehnungen nicht nur nervöse Schmerzen, sondern auch in verschiedenen Fällen perverse Geschmacksempfindungen, sogar bei Geisteskranken entfernen können.

Hier heißt's sorgfältig vorgehen; denn die Zunge ist ein recht empfindliches Glied. Man faßt die Zungenspitze am besten mit beiden Händen unter dem Schutze eines feinen Tuchs, rollt dieselbe erst vornüber und zieht sie nachher rechts und links hin, indem man sie 10—20 Sekundeen in Dehnung erhält.

Seitdem ich die raschen und sicheren Erfolge der E. an den erwähnten weichen, in ihrer Gesamtheit leicht faßbaren Körperteilen, wie auch an der Muskulatur, kennen gelernt hatte, stand ich nicht an, der Anwendung derselben die ausgedehnteste Verbreitung zu geben. Ich benutze sie am Kopfe, auch an den behaarten Stellen, als Beihülfe zu den verschiedensten Griffen.

Eine Modifikation des Dehngriffs ist der

Magengriff, MG.

Als vorzügliches Mittel, den nervösen Magenkrampf, überhaupt viele Arten von nur funktionellen Magenschmerzen zu unterdrücken, wende ich statt Massage Kompressen und Morphiumspritze folgendes Verfahren an:

Wo es angeht, stelle ich mich hinter den Patienten, umfasse denselben mit beiden Armen, setze die schön in eine Linie gerichteten Vierfingerspitzen (keine langen Nägel!) in der Magengrube genau in die Mittellinie auf und ziehe und dehne mit energischem und tiefem Drucke die Herzgrube aus, wie Fig. 13 dies ganz anschaulich wiedergiebt.

Ganz allmählich rücken die dehnenden Finger bis zu den Rippenbogen vor.

Richtiges Gefühl und Übung müssen den Behandelnden leiten, nicht brutal zu drücken und doch den energischen Zug anzuwenden, der erforderlich ist, den gewünschten Effekt zu erreichen.

Die Kranken sind anfänglich gegen den Eingriff sehr empfindlich, sobald man aber etwa 20—30 Sekunden gehalten hat hören die Klagen auf, sofern man sich hütet, fortwährend ziehende und zuckende Manöver zu machen, welche hier unnötig sind und nur Schmerzen verursachen können. Darum wirkt auch der 2—3 Minuten lang ausgeführte MG. ganz anders, viel heilsamer als jede Massage.

Da der MG. unbedingt länger als die bis jetzt beschriebenen Manipulationen ausgehalten werden muß, kommt es nicht selten vor, daß der Behandelnde von neuem anzufassen hat; dabei sei er darauf bedacht, die „Herzgrube" immer auch speciell unter die Finger zu nehmen.

Nach Verfluß von 3 Minuten, die unter Uhrkontrolle ausgehalten worden sind, wird der Kranke beim Ausschleichen der Hände des Arztes meist schon von Nachlaß der Schmerzen sprechen. Gewöhnlich sind nach kurzer Pause noch einige weitere Manipulationen notwendig, entweder noch einige Dehnungen in horizontalen Richtungen, die nun wohl von vorn mit den in Opposition gestellten Daumen oder mit einem Daumen und den Vierfingern der anderen Hand vollzogen werden, oder Dehnungen in der Längsachse des Körpers. Zu diesen Prozeduren genügen oft auch die Daumen und Vierfinger, manchmal ist es besser,

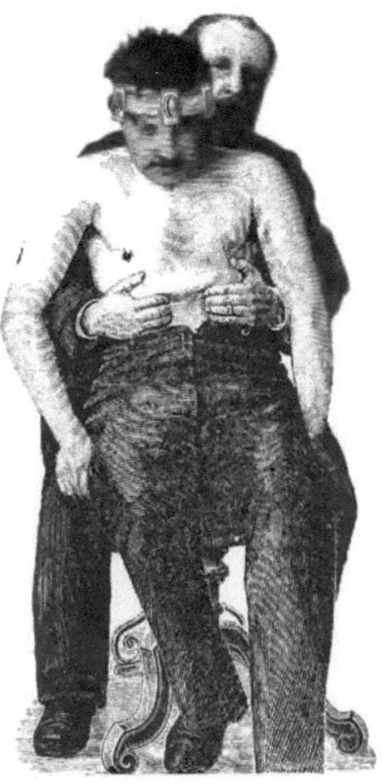

Fig. 13. Magengriff, MG.

wirksamer und für den Behandelnden weniger anstrengend, den Zeltgriff in Anwendung zu bringen.

Um den Zeltgriff (Fig. 14) auszuführen, legt man die gestreckten und geschlossenen Finger mit ihren Innenflächen aneinander, setzt die gekreuzten Daumen darauf, stellt die Kleinfingerseiten in der Magengrube auf und spreizt die Hände langsam nach Möglichkeit, wobei die medialen Zeigefingerflächen als Stützpunkt dienen.

Im allgemeinen habe ich gefunden, daß Dehnungen in der Herzgrube in horizontaler Richtung, wie beim MG. mit Umfassung des Patienten, wirksamer sind als solche in vertikaler Richtung, weil eben durch ersteren die Überdehnung der Magenwände sowie die Gase im Magen beseitigt werden.

Der Patient kann leicht instruiert werden, den Handgriff an sich selbst auszuüben, und ich habe schon manchen be-

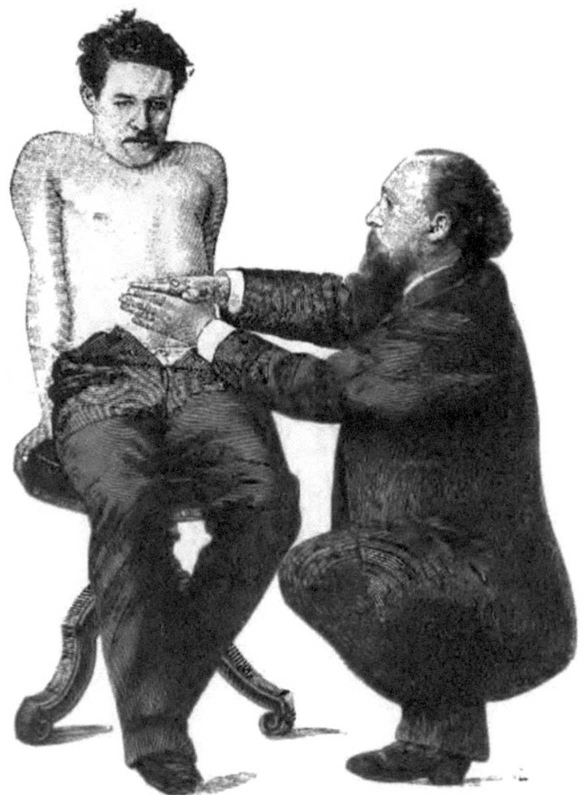

Fig. 14. Zeltgriff. ZG.

geisterten Lobredner der Prozedur gehört über ein Verfahren, das dem Leidenden auf einfachste Weise Selbstbehandlung ermöglicht und das sich in den meisten Fällen als schmerzstillend und beruhigend erweist.

Druckgriff, Pressio, P.

Auf die Gefahr hin, es werde aus der Multiplicität meiner Handgriffe ein neues Argument hergeleitet, die suggestive

Wirkung derselben zu behaupten, führe ich noch eine weitere Prozedur an, welcher ich viele Erfolge bei gewissen Zuständen verdanke.

Das „Händeauflegen" ist wohl der erste und älteste Handgriff, der überhaupt zu Heilzwecken angewendet worden ist. Es wird auch jetzt noch von den Gebetsheilkünstlern geübt. Die Anhänger der Suggestivtherapie erklären die Wirkung dieses Verfahrens rundweg als eklatanteste Suggestion. Wenn

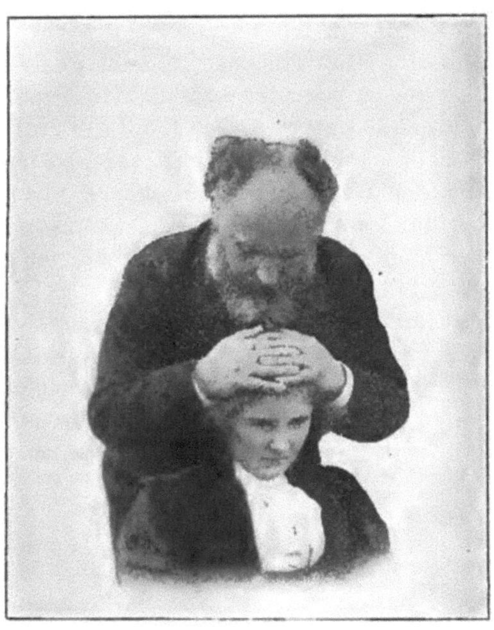

Fig. 15. Druckgriff, Pressio, P.

man sich, was heutzutage allerdings nicht so leicht ist, von dieser Gedankenkombination etwelchermaßen emancipiert und bedenkt, wie beim Handauflegen doch auch physikalische Faktoren ins Spiel kommen, als da sind Kälte, Wärme und Druck, so könnte man vielleicht auch noch zu einer anderen Erklärung der erwähnten Prozedur gelangen.

Ich lege meine ineinander gefalteten und dadurch zu einer breiten, möglichst zusammenhängenden Fläche gestalteten Hände auf Stirne und Kopf meines Kranken, um ihm in weitem Umfang das kapilläre Blut durch Druck aus der Haut zu pressen.

Da meine vieljährigen Erfahrungen mich immer mehr und mehr
darauf hingeführt haben, daß bei allen Arten von Kopfschmerz
der Sitz des Schmerzes in 90 %/₀ und mehr der Fälle in der
Peripherie sitzt, halte ich jedes Verfahren für wertvoll, mit
dem ich eine Änderung der Blutverteilung in der Haut hervor-
bringen kann. Daß ein mit beiden Handflächen in ziemlicher
Intensität auf den Schädel ausgeübter Druck dies imstande ist,
wird jedem nicht suggestiv Voreingenommenen klar sein.

Ich lege deshalb allerdings nicht dem Patienten meine
Hände auf den Kopf wie ein segnender Priester, sondern übe
einen gleichmäßigen, kräftigen, lange anhaltenden Druck auf
denselben aus, wobei zu beachten ist, daß der Kopf des Kranken
nicht im Hals eingeknickt wird. Der Kopf des zu Behandelnden
muß vielmehr leicht nach vorn geneigt sein, so daß der Druck
in der Richtung der Achse der Wirbelsäule ausgeübt werden
kann. Wenn eine Verstärkung des Druckes notwendig erscheint, kann der Handelnde dies durch Aufstützen seines Kinns
auf die gefalteten Hände besorgen.

Ein mäßiges Drücken genügt aber meistens, um besonders
aufgeregten Kranken ein Gefühl der Ruhe und Erleichterung
zu bringen.

Wir werden auch erfahren, daß in gewissen Fällen von
Kopfschmerzen die P. angenehm ist, während es wieder Fälle
giebt, wo sie lästig empfunden wird.

Nieshandgriff [1]).

Der überraschende Reflexakt, den wir Niesen nennen, spielte
schon in alter Zeit eine Rolle, indem das blitzartige Auftreten
desselben, sowie das Unvermögen, den Reiz durch den Willen
zu beherrschen, Veranlassung gab zu phantastischen Kombi-
nationen und Deutungen.

Wir huldigen selbst noch gar alten Traditionen, wenn wir
uns beim Niesen ein „Helf Gott!" zurufen, denn wir ahmen
damit die alten Griechen nach, welche den Niesenden mit „Zeus
helfe dir!" begrüßten. Auch die Araber grüßen beim Niesen,
wie es denn vielerorts noch bei uns Brauch ist, den Hut vor
dem Niesenden zu lüften.

---

1) Vergl. meinen Aufsatz in Monatsschr. f. prakt. Wasserheilkunde etc.,
1896, No. 11.

Aus mittelalterlichen Dichtern ist charakteristisch folgende Stelle: „Die Heiden nicht endorften niesen, dâ man doch spricht nu helfiu got!"

Benieste Worte werden wahr.

Dreimaliges Niesen bringt Glück; was man sich dabei wünscht, geht in Erfüllung. Kranke, welche niesen, gehen der Genesung entgegen, daher der Zuruf: „Zur Gesundheit!"

Die Ärzte im Mittelalter hielten das Niesen für gelinden Schlagfluß, für momentane Lähmung, während welcher der Mensch des freien Gebrauchs seiner Gliedmaßen beraubt sei. „Die bösen Winde und unreinen Dünste aber werden durch das Niesen aus dem Gehirne herausgetrieben."

Nach der Auffassung der modernen Physiologie — vgl. J. Steiner, Grundriß der Physiologie, VI. Aufl. 1892, S. 401 — ist Niesen ein Reflexvorgang, bestehend in einer stoßweise erfolgenden Exspiration, die mit einem Schalle verbunden ist. Der Schall kommt dadurch zustande, dass ein Verschluß gesprengt wird und zwar der Verschluß zwischen Nasen- und Rachenhöhle, den das Gaumensegel bildet. Der explosive Stoß vermag aus Nasen-, Rachen- und Mundhöhle Fremdkörperchen auszuschleudern, welche den Reiz zu dem Reflexakt abzugeben pflegen. Teleologisch ist also das Niesen ein Analogon des Hustens.

Bei diesem Reflexakt sind nur sensitive Trigeminusfasern als Übermittler des Reizes beteiligt, der Geruchnerv hat mit dem Niesen nichts zu schaffen.

Fremdkörper aller Art, Staub, Schleim, Bacillen (?), Pulver Tabak, Mentholin, Salicylsäure etc.), mechanische Insulte, besonders wenn sie mehr den Charakter des Kitzelns haben, Pinseln mit einer Federfahne, Auszupfen von Nasenhärchen etc, können Niesreflexe einleiten, riechende Substanzen aber wirken niesenerregend nur durch mechanische (ätzende) Einwirkung auf die Nasenschleimhaut selbst. Bekannt ist die Thatsache. daß durch grelles Licht — Blicken in die blendende Sonne — das Niesen ausgelöst resp. begünstigt wird. Die Physiologen alle erwähnen diesen Punkt. Fick (A. Fick, Kompendium der Physiologie, Wien 1860, S. 49) z. B. schreibt darüber: „Das Niesen ist regelmäßig ein Reflex von den Nasenschleimhautsästen des Trigeminus, doch kann es unterstützt werden durch Erregung des Sehnerven, wovon man sich auf die unzweideutigste Weise überzeugt, wenn man in dem Momente, wo das

Niesen durch einen Kitzel in der Nase bereits beinahe erregt
ist, den Blick plötzlich gegen eine hellere Lichtquelle wendet
augenblicklich wird das Niesen ausbrechen."

Mir scheint dieser Punkt noch näherer Erörterung zu be-
dürfen; wir werden später darauf zurückkommen.

Nach der Ansicht der Autoren sind Äste des ersten und
zweiten Trigeminusastes als sensitive Nerven der Schleimhaut
der Nasenhöhle, der Nasenscheidewand und der Muscheln, die
Nn. nasales interni, externi, posteriores, laterales et mediales beim
Niesakt in Betracht zu ziehen. Imanuel Munk (Physiologie
des Menschen und der Säugetiere, III. Aufl. Berlin 1892, S. 427)
sieht nur in den Nervis nasal. ant. R. I. Trig. die Niesreiz aus-
lösenden Nervenfasern. Nach meinen Beobachtungen und
Experimenten mit der Federfahne neige ich mich völlig der
Meinung zu, daß der N. nasociliaris R. I. Trig. allein den Niesreiz übermittelt.

Bekanntermaßen innerviert dieser Nerv den inneren Augenwinkel der Conjunctiva, läuft durch Schädelhöhle und Siebplatte
zur Nase, wo er einen Ramus septi narium, Rr. laterales für die
Schleimhaut gegen das Nasenloch hin und einen R. nas. extr.
für die Oberhaut der Nase abgiebt.

In dem Umstand, daß der eben erwähnte Nerv auch zugleich einen Teil der Conjunctiva bulbi besorgt, glaube ich die
Erklärung suchen zu müssen für das angeblich durch Lichtreiz
ausgelöste Niesen. Ich halte nämlich dafür, daß — wohl verstanden bei bereits vorhandenem Kitzel in der Nasenschleimhaut — die durch Sehen in die Sonne provozierte Blutüberfüllung
der Augenbindehaut den Reiz auf den N. nasociliaris in dessen
Bindehautgebiet verstärkt und so dem Ganzen den richtigen
Reflexbogen giebt.

Wenn wir uns noch einen Augenblick nach dem Centrum
des Niesreflexes umsehen, so wissen wir zwar, daß den Quintus
das Ganglion Gasseri beherrscht. Dieses, ein Spinalganglion
vom Bau der Rouvier'schen cellules en T, sendet aber seinen
centralen Achsencylinder durch Brücke und Vierhügel weit zum
Nackenmark hin, so daß wir als physiologisches Centrum für
das Niesen das Nackenmark anzusehen haben, als sensible
Bahn den N. nasociliaris und als motorische Bahn die motorischen
Nerven der Exspirationsmuskeln (vergl. J. Steiner, l. c. 400/1).

Der Reiz auf die Nervenendigungen des N. nasociliaris muß
von einer gewissen Qualität und Intensitität sein, um Niesen

hervorzubringen. Die Empfindlichkeit für den in Frage stehenden Reflex ist bei verschiedenen Individuen sehr ungleich. Durch Angewöhnung und Drainierung mit irritierenden Substanzen bestimmter Art kann wiederum die Reflexerregbarkeit bedeutend herabgesetzt werden. Während bei einem an Schnupftabak nicht Gewöhnten eine Prise meist sofort einen Nieskrampf auszulösen pflegt, werden Schnupfernasen durch Tabak in keiner Weise irritiert. Ein akuter Nasenkatarrh hingegen ist für fas alle Menschen ein sicheres Niesemittel. Ist der Bacillus oder der Schleim hier die erregende Noxe? Keines von beiden. Die Schwellung der Nasenschleimhaut und den durch dieselbe entstehende Druck auf die Nervenendigungen halte ich für die Conditio sine qua non des Niesreflexes. Diese Annahme ermöglicht eine gemeinsame Erklärung für alle Fälle. Fremdkörper, scharfe Riechsubstanzen, Federn und Pinsel, welche die Nasenschleimhaut berühren, bewirken alle cirkumskripte oder diffuse Blutüberfüllung und Schwellung der betr. Schleimhaut welche unter gewissen Verhältnissen und Bedingungen das Niesen erzeugt. Bei nervösen Personen — wozu ich wohl auch die zu Heufieber Disponierten zählen darf — bei Hysterischen, Graviden etc. kann eine Schädlichkeit, welche von anderen Nasenschleimhäuten leicht verdaut wird, zu heftigen Nieskrämpfen führen — ihre Nn. nasales anteriores sind eben überempfindlich — zu Anfällen, welche ebenso unangenehm als lästig sind und nichts weniger als das wohlige Gefühl des ausgelösten Reflexes aufkommen zu lassen.

Bei einer Reihe von Zuständen und Krankheiten wird aber auch sonst noch das Niesen mit Recht sehr gefürchtet. Schon das unzählbare Niesen beim akuten Nasenkatarrh ist nicht mehr ein angenehmes Empfinden; kommt aber Niesen in Begleitung einer Brustfell- oder Lungenentzündung, einer Unterleibsentzündung oder eines Schlagflusses, bei Bauchschnitt oder Augenoperationen oder nur bei einer heftigen Migräne oder Ischias, so qualifiziert sich dieser unschuldige Reflexakt bereits als gefürchtete, ja oft gefährliche Komplikation.

Ein Verfahren, das mit möglichster Sicherheit den Niesreiz zu eliminieren vermag, wird deshalb gewiß von Ärzten und Kranken recht gerne acceptiert werden.

Zwar sind einige Prozeduren im Volke bereits seit langem im Schwunge, um unzeitiges und unbequemes Niesen zu unterdrücken. Zum Teil spielt die Willenskraft, welche man dermalen

Autosuggestion zu nennen beliebt, dabei eine Rolle. Ich rechne dahin das Einkneifen des Zeigefingers in den Daumen, ein Verfahren, das vielen Frauen in der Kirche vorzügliche Dienste leisten soll. Überhaupt sind viele Personen derart Herr über ihren Reflexbogen, daß sie sich über nicht zu intensive Niesreize hinwegzusetzen vermögen. Auch weniger energische Leute, ich denke fast jedermann, ist befähigt, das Niesen zu zerdrücken, d. h. die heftige Explosion, das Sprengen des Gaumenverschlusses abzuschwächen; daß daraus aber namentlich Kranken sehr geringer Nutzen erwächst, ist wohl männiglich bekannt.

Im Reiben der Nasenflügel oder im Zusammendrücken der Nasenwurzel, das einzelnen Individuen oder gewissen Landesgegenden eigen ist, finden wir hingegen bereits Prozeduren, welche mechanisch Gegenreize schaffen und gewiß hie und da von Erfolg begleitet sind.

Mir selbst lag, in Verfolgung meines Systems der mechanischen Therapie bei krankhaften Nervenreizen, der Gedanke nahe, beim Niesen in analoger Weise zu verfahren, wie bei gewissen Neuralgien der Nervenendigungen. Dabei sagte ich mir — und diese theoretische Reflexion machte ich vor dem ersten Versuche — daß ich kaum einen besseren Beweis, eine konkretere Demonstratio ad hominem leisten könnte von der physiologischen Wirkung meiner Handgriffe, im Gegensatz zur der imputierten Suggestionswirkung, als durch ein manuelles, mechanisches Verfahren, welches den Niesreiz bewältigt.

Sobald ich den bekannten Kitzel in der Nase verspüre, fasse ich mit Daumen und Zeigefinger, hart unter dem Nasenbein, die ganze knorpelige Nase fest zwischen die Finger, drücke die Nasenflügel energisch gegen die Nasenscheidewand — der Mittelfinger kommt unter die letztere zu liegen — und ziehe in raschem Ruck die gefaßte Partie nach vorn und oben oder nach hinten und unten. Der Atem soll während der 10—15 Sekunden, welche die Prozedur höchstens in Anspruch nimmt, angehalten werden.

Zur Verschärfung des Verfahrens dient ein schwacher Druck oder eine sanfte Reibung an den Kanten des Nasenbeines (an der birnförmigen Öffnung), was ein etwas unangenehmes, aber kaum schmerzhaft zu nennendes Gefühl verursacht.

Durch das starke Zusammendrücken der ganzen knorpeligen

Nase wird die betr. Schleimhaut, welche wohl einzig hier in Betracht kommt, blutleer, die seröse Ausschwitzung wird ausgequetscht — hiermit fallen die ursächlichen Momente des Niesreizes, Hyperämie und Infiltration, weg. Als Gegenreize sind Druck und Zug der Endnerven — des N. nasociliaris — anzusehen, und ein besonders kräftiger Gegenreiz ist die ins Gebiet unangenehmer Empfindungen gehörende Reibung an den unteren Nasenbeinkanten. Schmerz ist ein wohlbekannter Faktor als Erzeuger von Gegenreiz gegenüber von Schmerz anderer Qualität sowohl, als auch von Reflexreiz und krankhaften Empfindungen. Sehr wenig bekannt und beachtet ist der umgekehrte Satz, daß das Erregen von angenehmen Empfindungen auch imstande ist, Schmerzgefühle umzustimmen, doch dies gehört nicht hierher.

Nach vielfachen Versuchen, welche ich nun schon über 4 Jahre fortsetze, empfehle ich, alle die kleinen Einzelheiten meiner Manipulation, vollständiges Zudrücken der Nasenflügel Zug nach vorne oder unten, event. Reiben an den Nasenbeinenden und Atemanhalten genau zu befolgen, indem ich mich vielfach überzeugte, daß Nichtbeachtung von dieser oder jener anscheinenden Kleinigkeit der prompten Wirkung der Manipulation Eintrag thut.

Selbstverständlich kann die Prozedur niemals helfen, wenn der Niesreiz so plötzlich und heftig auftritt, daß der Reflexbogen im Gehirn schon passiert ist, bevor der Gegenreiz zur Anwendung kam. Je intensiver der Niesreiz ist, desto rascher passiert er den Reflexbogen.

In gleicher Weise ist eine Wirkung nicht zu erwarten, wenn von anderen Nasenschleimhautpartien als den durch den Handgriff erreichbaren der Reiz ausgehen sollte. Im ganzen dürfte dies, meinen Erfahrungen nach, selten der Fall sein.

Wie andere ähnliche Reflexe wird der ausgelöste Niesreflex angenehm empfunden, vielleicht daher auch der begleitende Wunsch „zum Wohlsein". Das Zurückhalten oder Zerdrücken des Niesens, wie man es gemeiniglich übt, läßt meist ein Gefühl des Unbehagens zurück, das Ausschalten des Niesreizes durch den geschilderten Handgriff hinterläßt jedoch durchaus kein unangenehmes Empfinden.

Es braucht wohl kaum besonders bemerkt zu werden, daß in Fällen, wo der Niesreiz sich zwei-, drei- und mehrmal zu wiederholen pflegt, der Druckzug an der Nasenspitze so lange ausgehalten werden muß, als der Reiz andauert.

Der Einwurf, es handle sich auch bei der angegebenen Manipulation um Suggestion resp. Autosuggestion, scheint mir so kühn, daß ich es für überflüssig erachte, dagegen eine lange Serie von Gründen ins Feld rücken zu lassen, ich erkläre nur, daß es kein anderes Verfahren überhaupt giebt, welches bei der großen Mehrzahl der Menschen so prompt und sicher den Niesreiz ausschaltet wie das angegebene.

Das Verfahren ist zudem so einfach und jedem Individuum so leicht zu erklären und beizubringen, daß halbwegs intelligente Leute den Handgriff sofort korrekt und mit Erfolg ausführen. Allerdings hat man jedem einzuschärfen, mit dem Nasenzug nicht zu warten, bis es schon zur tiefen Inspiration gekommen ist, welche jeder Niesexplosion vorausgeht. Beim ersten, jedem Menschen als specifisch bekannten Kitzel muß gleich zugegriffen werden.

Recht dankbar waren mir alle meine Kranken für das einfache Niesgegenmittel, welche an Rippenfellentzündung litten. Kopfwehleidende, Ischiadiker, Individuen, welche mit Brüchen behaftet waren, kurz alle, denen eine plötzliche Erschütterung heftigen Schmerz oder Unannehmlichkeiten zu verschaffen pflegt. Bei operativen Fällen muß es für Arzt und Patient ebenfalls sehr angenehm sein, ein so einfaches, stets parates und meist sicher wirkendes Verfahren zu kennen, wodurch ein Erschüttern des Körpers vermieden werden kann.

Um nur wenige Beispiele anzuführen, greife ich ein paar Fälle heraus, welche ich eben in Behandlung habe.

Ein kräftiger junger Mann zog sich durch Fall auf eine Pflugschar Bruch zweier Rippen zu, er sagte mir, beim Niesen hätte er jedesmal fast in die Lüfte fliegen mögen; nachdem er das Verfahren zur Unterdrückung des Niesreizes kannte, wandte er es immer bei auftretendem Kitzel mit nie versagendem Erfolge an und schätzte sich glücklich, so der Qual des Durchschütteltwerdens vom Niesen zu entgehen.

Ein Tuberkulöser mit heftigen Rippenfellschmerzen und häufigen Niesreiz ist unendlich glücklich, in dem kleinen Handgriff ein sicheres Vorbeugemittel zu besitzen, sich das schmerzhafte Niesen fernzuhalten.

Ein anderer mit Lungenblutung sieht sehr wohl ein,

wie wichtig es für die Stillung der Blutung ist, die Niesexplosion zu vermeiden; die Manipulation versagte nie.

Ein sehr ängstlicher Nasenbluter, dem Niesen stets neue Blutung hervorruft, übt den Handgriff mit skrupulöser Gewissenhaftigkeit und schreibt demselben den Haupterfolg zu an dem raschen Aufhören der Blutung.

Eine junge Dame mit sehr ausgeprägter Disposition zu Leistenbruch übt den Handgriff schon seit ein paar Jahren mit sicherem Erfolg und mit um so größerer Exaktität, weil das Niesen ihr jedesmal einen widrigen Schmerz an dem schwachen Punkt auslöste.

Ich habe mir selbstverständlich auch die Frage vorgelegt, ob nicht durch konsequentes Unterdrücken des Niesreizes — der als solcher wieder irritierend wirkt — bei akutem Nasenkatarrh der ganze Prozeß abgekürzt und gemildert werden könnte. Nach den Erfahrungen, welche ich in der Zeit von vier Jahren an mir selber häufig zu machen Gelegenheit hatte, glaube ich, sagen zu können, daß ein sofortiges und konsequentes Ausschalten jedes Niesreizes einen recht günstigen Einfluß auf die Dauer und Intensität des Schnupfens ausübt. Ich kann jedermann nur anraten, als erstes und bequemstes — wenn auch nicht gerade sehr ästhetisches — Verfahren gegen Schnupfen meinen Handgriff zu probieren.

Über Heuschnupfen sind mir Mitteilungen geworden von einem Patienten, die recht ermunternd lauten, und von einem Kollegen, der sich dahin äußerte, daß bei ihm sich der Niesreiz so rasch und energisch einstelle, daß ein Erfolg durch die Manipulation nur in beschränktem Maße konstatiert werden konnte.

Bei Morphinisten pflegt, wenn die Entziehungskur durchgeführt wird, ein gerne gesehener Moment zu kommen, wo die ausgetrockneten Schleimhäute wieder anfangen Schleim abzusondern, und dieser leitet sich oft ein durch förmlichen Nieskrampf. Hier wäre es sehr angezeigt, dem manchmal stundenlang andauernden, quälenden Niesreiz Abbruch zu thun. In einem Falle, wo ein mir befreundeter Kollege mit meiner eben beschriebenen Manipulation Versuche machen ließ, fielen dieselben negativ aus. Ich möchte aber doch sehr anraten, weiter in besagter Weise vorzugehen und besonders auf die Verschärfung des Gegenreizes durch Reiben an der knöchernen Nasenapertur Gewicht zu legen, ein Verfahren, das die Kollegen bei den Versuchen beim Heuschnupfen wie bei der Morphiumentziehungskur noch nicht kannten.

Immerhin lege ich das Hauptgewicht darauf, mit dem angeführten Handgriff Niesreiz bei allen den Krankheiten, wo eine plötzliche Körpererschütterung nachteilig einwirkt, sowie beim vulgären Schnupfen, rasch, sicher und angenehm eliminieren zu können.

Übergehend zu den einzelnen Krankheitsformen, bei welchen Handgriffe der verschiedensten Art wohlthätig und heilend sein können, betone ich noch besonders, daß im allgemeinen die Behandlung durch Handgriffe nur eine symptomatische ist, daher hauptsächlich wirksam erscheint da, wo nur funktionelle Störungen vorhanden sind. Die Handgrifftherapie soll deshalb nicht verspart werden, bis alles andere nicht mehr hilft, von ihr soll man nicht erwarten, daß sie die ältesten Übel heilt, wo die ganze übrige Medizin schon machtlos abgeprallt ist, man wende sie an in frischen Fällen als einen bei etwas Sorgfalt ungefährlichen und nicht unangenehmen Eingriff und bedenke, daß man sehr häufig in Recepten auch die Verordnung findet: alle Stunden einen Löffel voll zu nehmen.

Wiederholung, wenn das erste Mal nicht zum Ziele führt!

Angina. Halsentzündung [1]).

Bei dem großen Differenzierungsvermögen der heutigen Mediziner und Bakteriologen haben wir vor allem anderen zuerst uns genau auszudrücken, bei welchen Formen der Halsentzündung wir eine mechanische Behandlung als angezeigt erachten.

Ich schließe von der Besprechung aus die traumatische, herpetische und insbesondere die phlegmonöse Form, die eiterige Mandelentzündung und halte mich vorerst nur an die katarrhalische Halsentzündung mit ihren Geschwistern und Sprößlingen der follikulären und lakunären Angina.

Eine katarrhalische Halsentzündung ist für gewöhnlich, d. h. wenn sie sich nicht an ein defektes Individuum heranmacht und den ruhigen Gang geht, wie ihn die Lehrbücher ihr vorschreiben, eine Krankheit von kurzer Dauer und mäßiger Heftigkeit, die

---

1) Vergl. meinen Aufsatz in Monatsschrift für prakt. Wasserheilkunde etc., 1898, Nr. 6.

gewiß in der Mehrzahl der Fälle, sogar auch bei unzweckmäßiger Behandlung, von selber heilt.

Wenn wir dieser Thatsache gegenüber den Troß von Heilmitteln und Heilverfahren ins Auge fassen, der von alters her bis in die neueste Zeit gegen dieses Übel ins Feld geführt worden ist, so müssen wir bei Beurteilung des therapeutischen Wertes derselben uns zuerst und immer jenes an die Spitze gestellten Satzes erinnern, zugleich aber dürfen wir auch aus dieser Großzahl den Schluß ziehen, daß wir eine Krankheit vor uns haben, bei welcher der Träger ein intensives Verlangen nach Hilfe bekundet.

In der That ist die akute, oft recht beträchtliche Anschwellung aller Rachengebilde, der Mandeln, des Zäpfchens, der Schleimhäute, bei gleichzeitiger Schwellung der Gaumenmuskulatur, wodurch eine merkliche Verengung des Schlundes (Angina) mit heftigem Schmerz beim Schlingen und teilweisem Unvermögen zum Schlucken besteht, wozu sich noch starker Kopfschmerz, Magenstörung, Fieber und Drüsenschwellung am Halse gesellen. abgesehen von den konsekutiven Entzündungen im Rachen und in den Ohrtrompeten, eine recht unangenehme Acquisition. Da der davon Befallene seinem Berufe gewöhnlich für eine Woche und mehr entzogen wird und der geselligen und kulinarischen Genüsse entbehren muß, ist er gewiß vollkommen berechtigt, sich nach ärztlicher Hilfe umzusehen, im Verlangen nach Linderung und Abkürzung seiner Beschwerden. Ein Verfahren, das diesen beiden Anzeigen Genüge leistet, kann deshalb wohl auf Existenzberechtigung in der Therapie Anspruch erheben.

Der Arzt muß sich bei jedem therapeutischen Eingriff klar machen, was er bezweckt, und zur Erreichung des vorgesteckten Zieles soll er stets Mittel wählen, welche zufolge zuverlässiger multipler Beobachtung oder besser noch nach physikalischen Gesetzen imstande sind, die Ursachen oder die Produkte der Krankheit zu beseitigen.

Als Ursache der in Frage stehenden Erkrankung haben wir, nach Ausschluß von chronischen und mechanischen Reizen und Fortsetzungen anderer Affektionen auf die Gaumenpartien, nach dem jetzigen Stande der Wissenschaft nur eine Infektion durch Mikroben ins Auge zu fassen, und es ist wohl möglich, daß in etwelcher Zukunft ein Serum dazu berufen oder erfunden sein wird, jede Angina im Keime zu ersticken.

Das „Entferne die Ursache" berücksichtigen wir jedoch hier nicht weiter, da wir uns zur Aufgabe gestellt haben, dem floriden Krankheitsprozeß den Krieg zu machen.

Wir fassen ins Auge die durch die Entzündung der Rachenorgane und Schleimhäute gebildeten Produkte, die Blutüberfüllung der Gefäße, die Stauung in den Lymphbahnen und die Ausschwitzungen in der Schleimhaut und der Muskulatur, zugeich mit den aus Epithelien, Leukocyten, Bakterien und Detritus zusammgesetzten Belägen und Pröpfen in den Vertiefungen der Mandeln.

Von hauptsächlichster Bedeutung ist die lokale Blutüberfüllung. Die Schluckbeschwerden und Sprachstörungen werden allein durch die Schwellung der Schlundgebilde, Schleimhaut und Muskulatur, hervorgerufen.

Die Schultherapie hat von jeher auch durch zusammenziehende und ableitende Mittel, Blutentziehungen, Diaphorese, Gargarismen, Pinselungen und hydriatische Prozeduren der Indikation, die Blutüberfüllung und die Ausschwitzungen zu beseitigen, Genüge leisten wollen, es sind aber Versuche gewesen mit untauglichen Mitteln.

Erheblich mehr bietet die Massage. Sie ist schon vor geraumer Zeit zur Beseitigung der Stauungen im Blutgefäß- und Lymphsystem empfohlen und als Streichmassage zu beiden Seiten des Halses und der oberen Brustpartien in Anwendung gebracht worden, es war dies sogenannte indirekte Massage; durch Entleerung der Venen und Lymphgefäße der äußeren Haut sollten die Bahnen im Innern entlastet werden.

Durch Effleurage und Massage à friction zerdrücken und verteilen wir bekanntermaßen Ausschwitzungen aller Art, Transsudate in und unter der Haut und den umherliegenden Gebilden und wissen, daß wir dadurch die Aufsaugungsverhältnisse günstiger gestalten: die Resorption erfolgt bedeutend leichter und rascher.

Offenbar sind die Verhältnisse in den Schleimhäuten noch bedeutend günstigere als bei der Oberhaut, wir können selbstverständlich auch leichter und schneller Einlagerungen und Ausschwitzungen an Mandeln, Zäpfchen und Gaumenbögen zerdrücken und verstreichen, als in oder unter der dicken Körperhaut.

Doch damit gehen wir nur um den Brei herum, ganz andere, viel raschere Erfolge haben wir, wenn wir die heftigen

Entzündungserscheinungen und ihre Produkte an Ort und Stelle, d. h. inwendig in Angriff nehmen.

Durch eine ausgiebige Streich- und Drückmassage zerteilen wir die Ausschwitzungen und entleeren die gestauten, überfüllten Blutgefäße; zugleich locken wir die Polizisten im Blute, die sogenannten Leukocyten, mächtig an, deren Arbeit es ist, die Krankheitsprodukte zu holen und fortzuschaffen.

Bevor man an die „Arbeit" geht, hat man eine genaue und gründliche Desinfektion der Hände, Nägel und Nagelfalze vorzunehmen, wofür das abgekürzte Verfahren von Ahlfeld, der „kleine Ahlfeld" genügt: Kürzung, Glättung und Reinigung der Nägel mit einem Nagelputzer, 3 Minuten lange Waschung in heißem Wasser von 35—40° C mit Kaliseife und Bürste, Abspülen mit klarem Wasser und Abwischen der Finger und Nägel mit 96°/₀, absolutem, Alkohol.

So vorbereitet, geht man mit dem der erkrankten Seite korrespondierenden Zeigefinger — unter Umständen auch mit dem Daumen — ein, um mit kreisförmigen und streichenden Touren die Mandel und ihr Nachbargebiet und namentlich auch den vorderen und hinteren Gaumenbogen zu bearbeiten. Während ich etwa 20—30 Rundtouren an der Mandel und 8—10 centrifugale Streichungen an den Gaumenbögen rasch und zart ausführe, halte ich mit der anderen Hand die geschwollenen Halsdrüsen samt der Mandel mir entgegen. Die bei jedem Menschen mehr oder weniger heftig auftretenden Würgbewegungen betrachte ich an und für sich als erwünschte Unterstützung des Verfahrens, vorausgesetzt, daß sie ohne unliebsame Bescherung ablaufen; doch gegen diese Eventualität kann man sich wahren, indem man von Anfang an seitlich, neben dem Patienten, steht.

Um von kleinen und größeren Kindern nicht gebissen zu werden und sich an den Zahnecken und scharfen Kanten Erwachsener nicht zu schneiden, bediene ich mich nie einer Mundsperre, weil die Anlegung derselben das, natürlicherweise so wie so nicht gar angenehme, Verfahren noch bedeutend widerwärtiger gestalten würde. Bei Anlegung eines Mundspiegels hat man überdies meist Assistenz nötig, während es selbstredend für unseren Fall viel vorteilhafter ist, wenn ihn der Operateur allein und rasch abwickeln kann.

Ich benutze als Fingerschutz entweder 3—4 kaum 1 cm breite Kautschukringe oder einen soliden Gummischlauch, den ich an den Zeigefinger streife, doch so, daß das zweite Finger- und das Nagelglied frei beweglich bleiben. Diesen leicht zu reinigenden und billigen Fingerschützer habe ich sehr zweckdienlich gefunden.

Man könnte ja wohl auch dieselbe Prozedur mit einem auf einer Sonde aufgesteckten Wattebausch vornehmen, aber meines Erachtens giebt es zu genanntem Zwecke kein besseres und tauglicheres Instrument als den gewandten Finger eines praktischen Arztes, den Finger, der zugleich auch noch das Spekulum an sich trägt, dessen man im anderen Falle sicher nicht entraten könnte.

Mein erster so behandelter Fall war ein 20-jähriger Jüngling mit 39,5° Initialfieber und Kopfweh, der eine intensive Röte über die rechte Gaumenseite zeigte und sich im Bett recht krank und elend fühlte. Schon gleich nach der Behandlung befand er sich wesentlich wohler, er konnte leichter schlucken, und nachdem KStG. ihm das Kopfweh auch noch weggezaubert hatte, war er ganz wie neugeboren. Am anderen Morgen traf ich ihn fieberfrei, ich wiederholte die Prozedur nochmals, und am folgenden Tag arbeitete der junge Mann wieder im Freien.

In ähnlicher Weise verliefen, seitdem ich diese Methode anwende, weitaus die Mehrzahl aller Fälle von gewöhnlicher katarrhalischer Halsentzündung; in 1—2 Tagen ist das Übel wirklich buchstäblich „weggewischt".

Man braucht sich nicht durch theoretische Bedenken, es könnten etwa schädliche (pathogene) Bacillen ins Blut hineinspediert werden, von dem so einfachen und sicheren Verfahren abhalten zu lassen, die Praxis widerlegt Theorie und Experiment.

Wären die von Bakteriologen angestellten Versuche, daß giftige Mikroben (Streptokokken) beim Verreiben auf der Haut ins Blut hineingedrängt werden können, richtig, so dürfte man weder Salben einreiben noch massieren, aber so wenig man durch Massage Krankheiten bakteriellen Ursprungs einknetet, ebensowenig kann durch das angegebene Verfahren geschadet werden. Der Leukocytenwall schützt vor jeder Infektion.

Vielmehr hat der Operateur darauf zu achten, daß er einen intakten Finger hat, eine Selbstinfektion wäre wohl viel eher möglich.

Auch die Fälle von chronischer Gaumen- und Rachenentzündung eignen sich sehr für die beschriebene Lokalbehandlung. Es braucht nicht gesagt zu werden, daß sich hier die Behandlung auf längere Zeit erstreckt; ich habe jedoch so Fälle geheilt, welche jeder anderen Behandlungsmethode Trotz geboten hatten.

Die Diphtherie in ähnlicher Weise zu behandeln. möchte ich vorderhand noch abraten, da Behring'sches Serum eine derart specifische Wirkung zeigt, so viel ich bis jetzt erfahren konnte, daß es kaum verantwortlich wäre, durch ein anderes Verfahren die kostbare Zeit für eine Impfung zu verlieren.

Agrypnie. Nervöse Schlaflosigkeit.

Die Handgrifftherapie würde ihren schönsten Triumph im Kampfe gegen Narcotica und Alkohol feiern, wenn es ihr gelänge, die nervöse Schlaflosigkeit durch ein mechanisches Verfahren prompt und sicher zu besiegen. Zwar ist ihr hierin bereits die Suggestionsbehandlung, wenigstens teilweise, zuvorgekommen, aber das Ideal der Behandlung der Schlaflosigkeit kann niemals die Hypnose sein, schon deshalb nicht, weil bei derselben stets eine dritte Person mit thätig sein muß.

Jeder Fall von Schlaflosigkeit ist zuerst nach allen Richtungen genau zu analysieren; erst wenn man den wahren Grund des Übels aufgefunden hat, ist man auch imstande, Wegleitung zur Beseitigung desselben zu geben.

Die Ursachen der Schlaflosigkeit sind gar vielerlei und mannigfaltige, vor allem aber sind als solche Schmerzen aller Art zu nennen. oft sind es Schmerzen, die erst durch das Liegen entstehen, mit Unterdrückung derselben stellt sich der Schlaf meist von selbst ein. Dasselbe gilt von der Atemnot, überhaupt von allen körperlichen Beschwerden.

Bei vielen Menschen tritt schon beim Entkleiden „ein lästiges Jucken am ganzen Körper auf, das auch im Bett fortdauert, andere befällt eine Unruhe, so daß sie sich kontinuierlich hin und her wälzen müssen. Für diese, wie auch für viele Nervöse überhaupt, giebt es nichts Besseres, kein sichereres Schlafmittel als die warme Ganzwaschung: dreimal mit einem großen Schwamm, in Wasser getaucht, so warm als man es ertragen kann, den ganzen Körper, Kopf inbegriffen, von oben nach unten zu überfahren und hernach sich mit warmem Tuch rasch und leicht abzutrocknen. Genügt dies nicht, so folgt die warme Ganzeinpackung oder dann das warme prolongierte Bad von 28—30⁰ R Temperatur und 25—40 Minuten Dauer, ein ganz vorzügliches Schlafmittel für gar viele Erregte und Nervöse, insbesondere Kinder, leider aber nicht überall und täglich anwendbar.

Bei manchen ist die Schlaflosigkeit mehr ein Verschieben der Schlafzeit, sie schlafen erst um 1 Uhr ein und erwachen morgens um 8 Uhr; da heißt es einfach konsequent früher aufstehen und die Natur an bessere Ordnung gewöhnen.

Mein erstes Bestreben ging dahin, den Schlaf durch Beeinflussung der Cirkulationsverhältnisse im Gehirn, in ähnlicher Weise, wie er sich physiologisch einstellt, durch mechanische Prozeduren herbeizuführen.

Wegleitung hierzu gaben mir die zahlreichen Erfahrungen beim KStrG. Wie unter der Besprechung dieser Manipulation zu ersehen ist, erklären viele Patienten während des Redressement, sie werden taumlich und schläfrig, sie könnten gerade einschlafen. Es lag auf der Hand, diese Erfahrungsthatsache nutzbringend bei Agrypnie zu verwerten. · Dabei kam jedoch in Betracht, daß nur bei einem Teil Behandelter diese Erscheinung sich einstellte und daß gerade bei Schlaflosen die Manipulation zu lange oder zu häufig wiederholt werden müßte, um zum Ziele zu gelangen.

Um die Sache für den Arzt zu vereinfachen, konstruierte ich daher ein Roßhaarkissen mit etwas nach rückwärts neigender Ebene für den Kopf, so daß der Schlaflose in leichter Redressementstellung im Bette hätte liegen müssen. Mein Versuch scheiterte aber meist an der eingefleischten Gewohnheit des Publikums, nicht ohne Federkissen und nicht auf dem Rücken liegend schlafen zu können. Bei einzelnen Personen, wo diese Verhältnisse nicht zutreffen, würde vielleicht die geschilderte einfache Lagerungsmethode doch zum Ziele führen, und ich rate an, gegebenen Falls weitere bezügliche Versuche zu machen.

Die besten Erfolge hatte ich mit dem folgenden, an mir selbst vielfach erprobten Verfahren.

Ausgehend von dem Gedanken, das Nicken beim Einschlafen als einen Fingerzeig der Natur anzusehen und nachahmen zu lassen und zugleich durch ein leichtes Wiegen des Kopfes das Einschläfern zu begünstigen, verhalte ich den

Schlafsuchenden dazu, mit dem Kopfe langsam kleine elliptische Kurven zu beschreiben.

Bei geschlossenen Augen neigt man z. B. den Kopf zuerst leicht nach der linken Seite, dann nach vorn und unten, hernach rechts seitwärts, ziemlich stark nach rückwärts, dann wieder nach links u. s. f., so daß in langsamen Kreisen 14 bis 18 Touren in der Minute gemacht werden.

Von der schlafmachenden Wirkung dieses Einwiegens kann sich jedermann sofort überzeugen, man wird kaum mehr als 60 Ellipsen zu beschreiben haben, um schläfrig zu werden, besonders wenn man ein ruhiges, gleichmäßiges Tempo wählt und nicht vergißt, beim Rückwärtsdrehen mit dem Kopf recht tief zu greifen.

Das Verfahren hat aber den Übelstand, daß es im Bette ohne Aufsitzen nicht so gut ausgeführt werden kann. Viele bringen es zwar in Seitenlage zustande, stören sich dabei aber wieder durch die knisternden Reibungsgeräusche, die am Kissen entstehen; manchem hingegen bringt es doch den gewünschten Sorgenlöser.

Eine große Anzahl, besonders Nervöser, kann aber hauptsächlich den Schlaf nicht finden, weil sie n i c h t m ü d e genug sind, es sind dies meist Leute, die zu wenig körperliche Beschäftigung haben. Hat man dies als Grund der Schlaflosigkeit gefunden, so wird auch die Abhilfe nicht allzuschwer zu treffen sein: Gartenarbeit. Holzspalten, Rudern, Turnen und dergl. bringen solchen Personen sicher bald gehörige Muskelermüdung und Schlaf, doch müßten diese Beschäftigungen nicht nur auf die Morgenstunden, sondern auch auf die Zeit nach Feierabend verlegt werden.

Groß ist ferner das Kontingent der Schlaflosen, das die G e d a n k e n nicht schlafen läßt, sie müssen fortwährend ihrem Geschäft, ihren Liebhabereien oder Leidenschaften nachsinnen könnten sie ihrer aufregenden Gedanken los werden, so würden sie sofort in gesunden Schlaf sinken.

Diesen Leuten rate ich folgendes Verfahren an. Ausgehend von der Idee, der Schlaf wäre schon halb gewonnen, wenn man im wachen Zustande die physiologischen Verhältnisse, wie sie der Körper im Schlafzustande aufweist, wenigstens teilweise nachmachen könnte. lasse ich den Schlafsuchenden alles das nachahmen, was wir im Wachzustand überhaupt den Schlummernden nachzumachen imstande sind, das ist die Augenstellung und das Atmen des Schlafenden. Die Augen forciert nach oben zu rollen, ist daher meine erste Verordnung, die zweite, langsam und tief zu atmen, wie wir es bekanntlich im Schlaf zu thun pflegen. Hat man einen Schlafkameraden im Zimmer, so bestrebt man sich, möglichst in demselben Tempo zu atmen wie dieser.

Um aber die Gedanken abzuleiten, darf man nicht etwa zählen, weil man dabei, wäre es auch noch so wenig, eben doch wieder denken muß, sondern man soll sich selbst fortwährend beobachten und trachten langsam, und tief zu atmen. Damit man dies thue, diktiert man sich selbst, natürlich still, aber ununterbrochen: Schlaf — ein, schlaf — ein. Beim Kommando „schlaf" erfolgt das Einatmen, und bei „ein" das Ausatmen. Erwischt man sich je einmal bei einem verbotenen Gedanken, so geht man gleich wieder über zum „Schlafbefehlen".

Man wird bei strikter Befolgung dieser Vorschrift sehr häufig die Erfahrung machen, daß man nach ein paar Stunden oder am Morgen erst erwacht und sich darauf besinnt, wie rasch und unvermerkt der Schlaf kam; der Hauptzweck, den dummen Gedanken den Abschied zu geben, ist erreicht worden.

Man mag mir entgegenhalten, es sei dies Verfahren gar nichts anderes als eine Selbsthypnotisierung; zugegeben, aber das Wichtigste dabei ist, man braucht dazu keinen Hypnotiseur.

Bei Kindern, die den Schlaf nicht finden können, wirkt neben prolongiertem Bad oft gar gut die Pressio. Auch das Wiegen möchte ich durchaus nicht so unbedingt verdammen, wie viele Ärzte dies thun, ich finde im Gegenteil darin ein recht brauchbares und unschädliches mechanisches Schlafmittel so zwar, daß ich sogar auch Erwachsenen, die an schwerer Schlaflosigkeit leiden, anraten wollte, zehnmal, bevor sie zum Morphium greifen, sich eine automatische Wiegevorrichtung anzuschaffen. Eine solche wäre technisch sicher gar nicht schwer zu erstellen, und es ist durchaus nicht einzusehen, daß ein gleichmäßig sanftes Hin- und Herbewegen des ganzen Körpers irgendwelchen nachteiligen Einfluß auf das Gehirn ausüben könnte.

Aphonia — Stimmlosigkeit.

Nervöse Stimmlosigkeit beruht stets auf Lähmung oder Halblähmung der Stimmbänder, resp. nur eines derselben, fußt am allerhäufigsten auf hysterischer Basis und ist als eine Neurose des N. vagus anzusehen. Sie ist nur eine sog. funktionelle Störung, indem ihr nicht eine organische Veränderung im Kehlkopf oder an den Stimmbändern zu Grunde liegt, sondern eine „Verstimmung" des betreffenden Nerven.

Die verschiedensten Mittel und Prozeduren, Suggestion in erster Linie, werden zur Beseitigung des in Frage stehenden Leidens angewendet.

Meine Behandlung, welche im Heben des Zungenbeins (ZBG.) besteht, übertrifft alle anderen Behandlungsmethoden durch ihre Einfachheit und die Sicherheit der Wirkung sowohl als auch durch die Dauer des erzielten Erfolgs, wenn auch begreiflicherweise bei besonders hartnäckigen Fällen die Prozedur zuweilen wiederholt werden muß.

Während ich den ZBG. ausübe, lasse ich den Kranken intonieren, erst kurz, dann anhaltender, doch lasse ich mit Vokalsprechen erst anfangen, nachdem ich etwa 1 Minute lang das Zungenbein in die Höhe gedrückt habe.

Ein starkes Redressement wirkt in ähnlicher Weise wie ZBG., hie und da auch KStG., nicht aber KkG. oder ein anderer Handgriff. Beim Durchgehen der Krankengeschichten wird man am besten sehen, wie sehr ich mich hüte, irgendwie suggestiv auf den Patienten einzuwirken.

R. K., 31-jähriger Schuster, stellt sich am 24. Okt. 1891 mit der Angabe, er sei bereits 3 Wochen lang stimmlos. Den sonst gesunden und durchaus nicht nervösen Mann habe ich früher schon wiederholt an nervöser Aphonie behandelt, das letzte Mal vor circa 2 Jahren. So lange wie diesmal hatte die „Heiserkeit" noch nie angedauert, der Kranke hoffte nämlich immer, es werde sich die Stimme von selbst wieder einfinden.

Ohne irgend welche Einleitung wird während 90 Sekunden ZBG. angewendet, und sofort nachher spricht der Kranke wieder laut und deutlich und bleibt ohne einen einzigen Rückfall bis heute. Von Suggestivwirkung kann hier um so weniger die Rede sein, weil der Kranke erwartet hatte, wieder wie früher durch Elektricität behandelt und geheilt zu werden, und die Prozedur nur für eine Voruntersuchung hielt.

F. B., Hausfrau, 63 Jahre alt. Diabetikerin. Früher ausgesprochene Hysterica, litt sie auch oft an nervöser Stimmlosigkeit. Seitdem die Abänderung vorüber, es sind nun gerade 13 Jahre her, wurde sie nie mehr von Stimmlosigkeit befallen. Am 2. Nov. 1891 waren es 3 Tage, daß Patientin kein lautes Wort mehr sprechen konnte, ich machte bei ihr Besuch wegen ihrer Zuckerkrankheit. Ohne weitere Einleitung wurde ZBG. $1^1/_2$ Minuten lang ausgeführt, und die Kranke sprach sofort wieder wie früher und blieb bei Stimme bis zu ihrem circa $^3/_4$ Jahre später erfolgenden Tode.

Den interessantesten Fall bot mir am 19. Dez. 1891 die 82-jährige
Witwe K. R. in S., zu welcher ich wegen einer heftigen, fieberhaften
Bronchitis bei lange schon bestehendem Emphysem gerufen wurde. Die
Frau ist von quälendem Husten geplagt und leidet bereits seit 14 Tagen
an vollkommener nervöser Stimmlosigkeit. Plötzlich und ohne allen
Grund habe sie kein lautes Wort mehr sprechen können. Früher soll
sie nie an hysterischen Affektionen, namentlich nicht an Stimmlosigkeit,
gelitten haben. Nachdem ich die Alte aufgefordert hatte, zum Zwecke
der Untersuchung den dicht verhüllten, „erkälteten" Hals zu entblößen,
gehe ich zur Elevation des Zungenbeins ohne alle Vorrede. Nach $1\frac{1}{2}$
Minuten stelle ich weitere Fragen an die Kranke, welche dieselben mit
reiner, klangvoller Stimme beantwortet, ohne sich dessen bewußt zu
sein, erst nachdem ich sie wiederholt darauf aufmerksam gemacht und
gefragt hatte, ob sie nichts merke, kommt es ihr zu Bewußtsein, daß sie
nun wieder laut sprechen könne. Die Aphonie blieb trotz Fortschreitens
der Krankheit bis zu dem einige Monate später erfolgenden Tode der
Alten verschwunden.

Einen sehr schönen, ich darf wohl sagen, einen unanfecht-
baren Beweis von der Wirkung des ZBG. als Vagusreiz lieferten
mir die Erfahrungen bei einem Fall von nervöser Stimmbandlähmung, den mir ein Kollege von St. G. mit folgendem Begleit-
schreiben zuwies:

„Frl. L. R. in St. G., 27 Jahre alt, war früher aushilfsweise
als Telephonistin angestellt und konnte die Beschäftigung
längere Zeit ohne Mühe besorgen. Allmählich stellte sich Heiserkeit und allgemein aufgeregtes Wesen ein, kürzer dauernde
Ferien waren nur von vorübergehendem Erfolg begleitet, und
schließlich mußte sich Patientin entschließen, für lange Zeit auf
die Thätigkeit als Telephonistin zu verzichten. Als Ursache
der Heiserkeit ergab sich hysterische Stimmbandlähmung, gegen
welche ich längere Zeit faradische Ströme mittlerer und größerer
Intensität angewendet habe. Der Erfolg war gering, weshalb
ich die Patientin endlich zu einem Specialisten, Dr. L. in Z.,
sandte. Derselbe konstatierte den gleichen Befund und riet
neben Elektricität die Hypnose an. Einmal führte er dieselbe
aus, aber der Erfolg war nur so vorübergehend, daß ich später
davon abstrahierte. Seitdem behalf ich mich mit allgemeiner
Kräftigung (Ferrum, ganze Abwaschungen, Spazierengehen
u. s. w.) und hie und da einer faradischen Sitzung. Es besteht
auch etwas Husten und deutliche Abmagerung, allein tuberkulöse
Erscheinungen sind bisher nicht zu Tage getreten, auch ist
Patientin hereditär nicht belastet. Die allgemeine Nervosität hat
endlich einen so hohen Grad erreicht, daß der Zustand kaum

mehr erträglich ist und speciell auch die nächsten Verwandten sich nach etwelcher Besserung sehnen."

Die Patientin selbst macht mir folgende Angaben: Als Kinderkrankheiten hatte sie Keuchhusten und Masern, später oft Magenschmerzen. Mit 17 Jahren menstruiert, war die Periode stets sehr stark und dauerte meist 6—8 Tage.

Im Jahre 1887 befand sie sich gerade in einem Hause, als darin eine Explosion von Gasolin stattfand, wobei das untere Stockwerk in Brand und sie in große Lebensgefahr geriet. Sie wurde zwar nicht gerade krank nachher, aber doch viel mehr nervös, als sie es vorher gewesen war, besonders erschreckte sie sehr leicht, z. B. wenn man sie nur mit Namen rief, fuhr sie zusammen. Im Januar 1892 traten, ohne nachweisbaren Diätfehler, heftige Magenschmerzen auf; hie und da litt sie an Migräne, welche meist Brechen im Gefolge hatte, sonst zeigte sich nie Erbrechen. Der wegen Magenwehs und Herzklopfens konsultierte Arzt konstatierte hauptsächlich Blutarmut, verordnete Diät und Pulver, worauf bald Besserung des Magenleidens erfolgte, Müdigkeit und Herzklopfen aber blieben fortbestehen.

Mitte Februar 1892 trat urplötzlich, nicht in Verbindung mit der Menstruation, Heiserkeit und bald vollständige Stimmlosigkeit auf. Anfänglich wechselte Aphonie mit normaler Stimme. Im März war die Stimmlosigkeit eine totale. Zuerst wurde nur medikamentöse Behandlung eingeleitet, im Mai aber mit äußerer Faradisation begonnen, ohne auch nur momentanen Erfolg. Die Stimme blieb stets heiser, wurde aber bei längerer Anstrengung ganz klanglos. Im Juni schickte sie ihr Hausarzt zu Dr. L., Specialarzt für Kehlkopfkrankheiten in Z., welcher sie elektrisierte, massierte und hypnotisierte. Gleich nach der Behandlung war die Stimme rein, beim Erzählen zu Hause überschnappte sie jedoch schon wieder, und am folgenden Tage war bereits der ganze Effekt der Hypnose verschwunden, der Arzt hatte ihr suggeriert, sie werde nun nie mehr heiser, da habe sie gedacht, „er hätte es doch auch nicht erraten"! Dafür aber befand sie sich in recht miserabler Stimmung, war weinerlich, abgeschlagen, übel zwei Tage lang, so daß sie nicht mehr dazu zu bewegen war, sich hypnotisieren zu lassen.

Der Zustand besserte sich nicht trotz nun versuchter innerer Faradisation und elektrischen Pinsels, stärkender Mittel und kalter Waschungen; Herzklopfen und Mattigkeit mehrten sich, Appetit- und Schlaflosigkeit gesellten sich hinzu.

Bei der Aufnahme am 25. Juli 1893 konstatierte ich ziemlich hochgradige Abmagerung, 43,5 kg bei eher großer Statur, aber gutes Aussehen, Herzklopfen ohne Herzfehler, Husten, während physikalische Erscheinungen von Seite der Lungen und Fieber fehlen. Sehnenreflexe erhöht; keine Sehfeldbeschränkung, keine Anästhesien. Leichtes Zusammenfahren bei Schreck. Die Stimme ist heiser, nicht klanglos, nur nach längerem Reden kann momentan vollkommene Aphonie eintreten, die durch Willensanstrengung der Kranken bald wieder überwunden wird, aber nie zur reinen, hellen Stimme zu bringen ist. Seit circa 1 $^1/_2$ Jahren konnte Patientin nie mehr mit Normalstimme sprechen.

Der Spiegelbefund zeigt eine deutliche Lähmung des linken Stimmbands, sonst. mit Ausnahme einer kleinen Rötung an der vorderen Kommissur, absolut keine abnormen Verhältnisse, keine Geschwüre, keine Schwellungen.

Bei der Ausübung des ZBG., welcher, an die Untersuchung angeschlossen, ohne irgendwelchen Kommentar vollzogen wird, spricht die Kranke sofort mit klangvoller, reiner Stimme: diese hält aber nur solange an, als der Handgriff geübt wird; sobald die Daumen vom Zungenbeinkörper weggleiten, ist die Stimme wieder belegt.

Dieses Verhältnis zeigt sich anfänglich konstant, so oft die Manipulation gemacht wird, es wurde auch durch einen gerade anwesenden Kollegen, Dr. R. von St. Gallen, am 28. Juli im Spiegelbilde mit mir kontrolliert.

Sogleich bei Elevation des Zungenbeins intoniert die Kranke rein, man sieht das vorher schwappende linke Stimmband sich straff anspannen und die Spalte vollkommen schließen. Der Apparat spielt wie ein Klavier: das Zungenbein ist die Taste, das Stimmband die Saite. Bald nach dem Wegziehen der Hände vom Halse der Patientin treten die alten Verhältnisse wieder ein.

Dieselbe Wirkung wie der ZBG. entfaltet auch das R. und das Vorziehen des Unterkiefers (Keuchhustengriff), nicht aber eine andere Manipulation am Halse. So z. B. tritt gar keine Wirkung ein, wenn ich den Schildknorpel hinaufschiebe, ebenso nicht beim KkG. oder irgend einer Operation am Körper selbst, auch wenn dabei kräftige

Suggestion mit zu Hilfe genommen wird. Der KStG. hat, einige Zeit angewendet, ebenfalls positiven Erfolg.

Es ergiebt sich aus diesem physiologischen Experimente, dessen Richtigkeit ein unparteiischer Kollege prüft und bestätigen kann, daß durch den ZBG. in erster Linie, durch R., Vorziehen des Unterkiefers und KStG. ebenfalls, ein direkter Nervenreiz auf den Vagus, in spec. den Nervus laryngeus inferior des Recurrens, ausgeübt werden kann, ein Reiz, der eine umstimmende Wirkung auf den erkrankten Nerven auszuüben imstande ist.

Das Wesen der verschiedenen Manipulationen legt uns klar, welcher Art dieser Reiz ist, ja sein muß. Durch die bezeichneten Handgriffe wird stets eine Dehnung der Halspartien, mithin auch des Nerven, erzielt, und diese Nervendehnung ist es, welche den Effekt hervorbringt. Der Umstand, daß anfänglich nur solange der Handgriff ausgeübt wurde die umstimmende Wirkung auf den betr. Nerven eintrat, ist unumstößlicher Beweis einer physiologischen Einwirkung und spricht deutlich gegen jeden Einwurf von Suggestion u. dergl.

Ich gehe gewiß nicht zu weit, wenn ich diesen höchst interessanten Fall auch benütze als Beweis für die nervöse Einwirkung des ZBG. beim Brechen und des Keuchhustengriffs gegen den Stickanfall, immer ist der direkte Einfluß auf den Vagus als Hauptfaktor des Erfolgs der mechanischen Therapie anzusehen.

Ob durch die eingeleitete manuelle Behandlung im betreffenden Falle ein definitives Resultat erzielt werde oder nicht, ist bezüglich der Erklärung der physiologischen Wirkung des ZBG. irrelevant; die Thatsache bleibt festgekeilt, daß durch den Handgriff mechanisch ein Reiz ausgelöst werden kann, der den Vagus influenziert.

Übrigens konnte ich nach dreiwöchentlicher Behandlung bereits konstatieren, daß die Patientin schon stundenlang deutlich und rein, ohne Anklang an Heiserkeit, spricht und 10 bis 15 Minuten lang laut vorliest. Das Prinzip, welches ich bei der Therapie verfolgte, ist mein gewohntes. Nachdem ich erkannt, daß im speciellen Falle eine Manipulation den gewünschten Effekt hat und bei jeder Wiederholung stets wieder zeigt, wird mit eiserner Konsequenz das krankhafte Symptom immer von neuem, wenn es sich wieder einstellt, weggeschoben. Ich ge statte nie der Patientin, mit heiserer Stimme zu sprechen, und habe zu diesem Zwecke sie gut instruiert, den ZBG. an sich selbst auszuüben. Sie macht diesen vollkommen korrekt und mit ganz demselben Erfolge, wie wenn ich selbst an ihr manipuliere, und zwar sowohl in Gesellschaft wie für sich allein — trotz ihrer Hysterie! Zur Zeit der Periode gewann die Krankheit wieder etwas mehr Boden, aber nach 2 Monaten war der volle Erfolg eingetreten, Patientin spricht mit absolut reiner Stimme und liest 2 Stunden lang vor ohne zu erlahmen. Seither ist sie gesund und versieht wieder ihren Dienst am Telephon.

Kein anderes Mittel ist angewendet worden als Zungenbeingriff.

Ganz instruktiv, und deshalb muß ich ihn noch beifügen, ist der folgende Fall:

Frau G. F. in S., wegen chronischen Unterleibsleidens früher von Specialisten behandelt, eine 32-jährige, „nervöse" Frau, läßt mich im April 1894 rufen wegen einer schon 8 Tage lang bestehenden „Heiserkeit".

Stimme absolut lautlos, Husten tönend. Bei der Untersuchung durch Zureden und Suggestion unter KStG. ist kein Ton herauszubringen.

ZBG. $1^1/_2$ Minute lang, gegen Ende der Prozedur kann ein heiserer Ton ausgestoßen werden. Nach 1 Minute Pause wieder ZBG., die Vokalreihe i, e, a, o, u wird verständlicher ausgesprochen, aber nur so lange, als das Zungenbein eleviert ist; gleich nach Losgeben desselben tritt wieder absolute Stimmlosigkeit ein. Bei der folgenden Übung unter ZBG. kommen immer reinere und lautere Töne zum Vorschein. Nach etwa 7 Minuten werden einige Zeilen aus der Zeitung vorgelesen, nach weiteren 12 Minuten erhebliche Besserung, nur fehlt der Stimme noch der normale Klang. Die Exercitien werden fortgesetzt, bis die Patientin selbst und ihre Umgebung mit mir übereinstimmt, daß die Stimme nun den gewöhnlichen Klang und die frühere Stärke erreicht habe.

Die Behandlung ist nach 20 Minuten beendigt, die Sprechende hat ihre Stimme in der Gewalt. Kontrollbesuche in 2 und nach 8 Tagen bestätigen das vollkommene Wohlbefinden der ehemaligen Stimmlosen.

Etwa 2 Monate später stellt sich zur Zeit der Menses bei der Frau die Aphonie wieder ein. Eines Abends ca. um 6 Uhr ist sie neuerdings ganz ohne Stimme.

Nach 11 Uhr haben sich die Gäste aus der Wirtschaft — die Frau ist Wirtin — entfernt, und die ordnungsliebende Hausfrau macht sich noch an das Geschäft, die vielen Fliegen an der Stubendecke zu fangen. Sie wählt dazu die bekannte Manier der Landleute, füllt ein kleines Stiefelglas halb mit starkem Branntwein, steht auf dem Tische und betäubt Stück um Stück des Ungeziefers durch Unterhalten des Schnapsgläschens, wobei die Fliegen ins Glas fallen.

Nachdem sie mit der Jagd zu Ende ist, kann sie wieder laut sprechen, das starke Strecken und Zurückbeugen des Halses beim Hinaufsehen an die Decke, hat dasselbe Resultat zustande gebracht wie mein Redressement! Patientin war ebenso überrascht wie erfreut durch den gänzlich unerwarteten Erfolg ihrer Jagdpartie. Drei Monate später traf ich die Frau noch frei von Rückfall, sie versicherte mir, wenn die Stimmlosigkeit wiederkomme, werde sie sogleich auch wieder Fliegen fangen. Wo steckt da die Suggestion?

Apoplexie. Hirnschlag.

Bei frisch eingetretenem Hirnschlag, wo früher ausnahmslos ein Aderlaß gesetzt wurde, ist es absolut angezeigt, den KStG. anzuwenden. Der Handgriff muß aber mit großer Sorgfalt und Sachkenntnis und in allseitiger Berücksichtigung der Individualität ausgeführt werden, und dazu bedarf es unbedingt der Hand des Arztes. Ich würde nie zugeben, daß ein Laie bei solchen ernsten Fällen seine Kunst erproben wollte. Hinz erzählt von einem Falle, wo er durch Anwendung von KStG. bei einer Frau sehr rasch nicht nur die direkten Hirnerscheinungen (Schwindel), sondern auch die eingetretenen Lähmungen schwinden sah. Unter der Rubrik „Schwindel" finden sich analoge auch auf dieses Kapitel bezügliche Krankengeschichten.

Was die Lähmungen anbetrifft, so habe ich schon vor Zeiten den Rat gegeben, den ich hier eindringlich wiederholen möchte, daß man bei jeder frischen Apoplexie gleich vom ersten Tage an mit den gelähmten Gliedmaßen alle Bewegungen der Gelenke durchnehmen und zweimal am Tage nach allen Richtungen möglichst ausgiebig ausführen soll, um so in denjenigen Fällen, wo es möglich ist, den verhängnisvollen Verwachsungen und Steifigkeiten vorzubeugen.

Die Direktion muß aber wiederum der Arzt erteilen, da es Fälle geben kann, in denen eine passive Massage, besonders, wegen des Herzzustands, nicht angezeigt ist (Embolie). Eine schlechte Prognose quoad vitam darf aber nicht an der Ausübung hindern, da bekanntermaßen bei Schlaganfällen häufig Täuschungen bezüglich der Prognose vorkommen.

Asthma nervosum. Nervöse Atemnot.

Die Atemnot, welche ohne organische Veränderungen, vielleicht nur im Gefolge eines ganz leichten Katarrhs, nervöse Individuen in quälendster Weise packt, erleichtert oft momentan der ZBG.

Besser d. h. andauernder noch hilft dem Kranken eine mechanische Unterstützung und Mithülfe beim Atmen selber.

Der Operateur setzt sich dazu hinter den ebenfalls sitzenden, am Oberkörper entblößten Patienten, greift in der Herzgrube ein wie beim MG. und veranlaßt den Kranken, in möglichst regelmäßigem Tempo ein- und auszuatmen wobei er beim Einatmen so viel er kann die Rippenbögen unterfaßt und hebt, um den Brustkorb zu erweitern. Beim Ausatmen legt er dann die Hände flach auf beide Brustseiten und drückt die Brustwandung kräftig zusammen, in der Absicht, die Lunge so viel wie möglich zu entleeren, die Residualluft ganz auszupressen. Anfänglich ist ein ruhiges, gemesenes Tempo bei dem ängstlich nach Luft schnappenden Patienten wohl kaum einzuhalten, nach und nach wird dieses aber doch erreicht, wozu ein taktfestes Zählen von Seite des Behandelnden viel beitragen kann.

Das Verfahren muß längere Zeit fortgesetzt und öfters wiederholt werden.

Ein vernünftiger Patient kann gelehrt werden, die Übung an sich selbst durchzuführen, sie erspart ihm Morphiumspritze und schlaflose Nächte.

Cephalalgie. Kopfschmerz.

Migräne, Neuralgien des Trigeminus und der Hinterhauptnerven, sowie den chronischen, nervösen Kopfschmerz späterer Besprechung vorbehaltend, wollen wir zunächst nur das Alltagsleiden ins Auge fassen, welches irgend einer Gelegenheits-

ursache entstammend, sozusagen aufgeht im Symptom Kopfschmerz. Ausgeschlossen sind damit von vornherein alle
Cephalalgien, welche aus einer organischen Veränderung, sei
es des Kopfes und seiner Organe, sei es des übrigen Körpers
hervorgehen.

Das gewöhnliche, nervöse Kopfweh beruht zumeist auf
unbedeutenden Cirkulationsstörungen im Schädel oder auf Ver-
stimmungen im Nervensystem selbst, welche durch Reflex dem
Gehirn und der Kopfhaut übermittelt werden. Geistige und
körperliche Überanstrengung, Erhitzung wie Verkühlung,
Magen- und Darmstörungen, Schlaflosigkeit sowohl als fester
Schlaf, Fieber und Vergiftungen, Kummer, Verdruß, psychische
Alterationen und hundert andere kleine und kleinliche Gründe
erzeugen das ebenso lästige wie häufige Übel.

Hier ganz besonders gilt der Satz von der tönenden Saite,
welche noch nachklingt, wenn die Taste schon längst wieder
zur Ruhe gekommen ist, darum genügt so häufig die palliative
Behandlung der Kausalindikation.

Ein wirklich unvergleichliches Mittel, diesen ephemeren
Kopfschmerz zu bannen, haben wir in der Hand im K St G.
Der schwere Kopf, der brummende Schädel, der intensive,
quälende Schmerz, alles verschwindet in 90"/₀ der Fälle wie
weggezaubert unter der das Haupt hebenden Hand des Arztes.
Zumeist genügt eine einzige Sitzung von 70—90 Sekunden
Dauer zur vollkommenen Heilung. Vorsichtshalber wird man
aber den Patienten nicht vor einer Viertelstunde entlassen,
weil hie und da einmal der Schmerz aufs neue sich regt, um
beim leisesten Anklang den Kopf nochmals und definitiv zu-
rechtzusetzen. Beim Durchlesen dieser Zeilen wird es Ärzten
und Laien an Gelegenheit kaum fehlen, sich von der Richtigkeit meiner Angaben durch Versuch sofort zu überzeugen. Im
Hinblick darauf wiederhole ich früher Gesagtes und betone,
daß man sich genau an meine Vorschriften halten möge. Jüngere
Individuen und Frauen mit ihren gracilen Köpfen sind im allgemeinen leichter zu behandeln und reagieren prompter als
Männer und alte Leute mit starrem Nacken und gewichigten
Häuptern, die schon mechanisch größeren Widerstand bieten
und höheren Kraftaufwand erheischen.

Bei kleinen Kindern, auch solchen, die noch kaum zu
hypnotisieren sind, bleibt ein flotter Erfolg des Handgriffes
selten aus.

In der Medizin giebt es aber keine Schablonen, nach welchen man nur zu handeln braucht um richtig behandelt zu haben. Tritt der Fall ein, daß unser KStG. nicht nur keine Erleichterung brachte, sondern sogar den Schmerz noch vermehrte, was hie und da wirklich geschieht, so sind wir durchaus nicht am Ziele unserer Wissenschaft angelangt. Bleiben wir uns doch stets bewußt, daß das Heben des Kopfes nur einen blutableitenden Einfluß auf das Gehirn und eine nervenumstimmende Wirkung durch Dehnung der Halsnerven haben kann.

Handelt es sich hauptsächlich darum, den Magenreiz auszuschalten, so besitzen wir im ZBG. und MG. ein fast sicheres Mittel hierfür, und erfordert der Fall eine potenzierte Wirkung des KStG., so bietet uns das Redressement das Gewünschte, während in Fällen von exquisiter Hirnanämie nur der KkG. den erwarteten Erfolg verschafft.

Aus der langen Reihe von hierher gehörenden Krankengeschichten greifen wir nur einzelne typische Bilder heraus.

A. E., 10 Jahre alt, klagt seit ein paar Tagen über Bauchweh (Würmer) und anhaltenden Kopfschmerz. KStG. 70 Sekunden, das Kopfweh ist bleibend verschwunden.

R. B. in K., 18 Jahre alt, Pflegerin ihrer an Tuberkulose leidenden Mutter und daneben bis spät in die Nacht nähend; blutarm und nervös, bekommt von Zeit zu Zeit Attacken von unausstehlichem Kopfweh. KStG. entfernt jedesmal in einmaliger Anwendung den Schmerz mit Sicherheit so lange, bis neue Schädlichkeiten denselben wieder hervorrufen. Auch der durch Hirnkongestion und Kohlenoxydgas nach Plätten mit dem Kohleneisen entstandene Kopfschmerz wird durch den KStG. prompt beseitigt.

K. K., Gerber, 48 Jahre alt, in St., leidet infolge heftigen Katarrhs den ganzen Nachmittag an quälendem, allgemeinem Kopfschmerz. Gesicht stark gerötet, Patient ist sehr mißgestimmt, unfähig irgend etwas zu unternehmen. KStG. 2 Minuten, sogleich ist der Kopf leicht und frei, ich treffe den Mann 2 Stunden später wieder, er versichert mich seines fortdauernden Wohlbefindens.

A. K. in E., 38 Jahre alt. Nähterin, früher psychisch alteriert. Bei einem Besuche, welcher einem anderen Familiengliede gilt, finde ich Patientin mit'verbundenem Kopf und trüber Miene, über Kopfweh klagend, dasitzend. Ohne ein Wort der Erklärung fasse ich ihren Kopf und führe den KStG. während 90 Sekunden aus, worauf die Kranke ausruft: „Das ist jetzt sonderbar!" und auf meine Frage, was denn da sonderbar sei, entgegnet: „Ich habe ja kein Kopfweh mehr!"

F. L., Dr. med., 27 Jahre alt. Klagt bei einem Freundschaftsbesuche über Eingenommenheit und Schmerz im Kopfe, was er geistiger Überanstrengung zuschreibt. Gleich setze ich mich hinter ihn und mache KStG. von $1^1/_2$ Minuten Dauer. Patient hat sofort das Gefühl der Erleichterung, das Kopfweh ist weggewischt.

D. J., Händler von R., 27 Jahre alt. Ein etwas schwächlicher, nervös veranlagter Mann, stellt sich in meiner Sprechstunde mit der Angabe, er leide schon mehrere Tage an heftigem Kopfschmerz, ohne dessen Ursache zu kennen. Sein Gesicht ist sehr gerötet, die Augenbindehaut blutüberfüllt. KStG. 90 Sekunden, nach 10 Minuten wiederholt. Der Mann geht ohne Kopfschmerz heim und bei einem zufälligen Zusammentreffen 8 Tage nachher versichert er mich, seither schmerzfrei geblieben zu sein.

Fr. A. M. in E., 29 Jahre alt. Gravida. Während der ganzen Dauer der Gravidität wurde die Frau von Kopfschmerzen sehr geplagt. Bei meinem Besuche im Okt. 1892 klagt sie über ihre zwei Tage ohne Unterbrechung fortbestehende Cephalalgie. Keine Verdauungsstörung, überhaupt ein anderer Grund als die Gravidität nicht erfindlich. KStG. einmal 90 Sekunden. Der Schmerz verschwand sofort, und die Frau hat auf Tage hin Ruhe. Bei einem späteren Rückfall ist die Wirkung der Manipulation eine ebenso sichere und nachhaltige.

Frl. St. A., 19 Jahre. Infolge angestrengter Thätigkeit in heißer Küche heftige Kopfkongestion mit allgemeinem Kopfweh. Redressement 70 Sekunden mit dem gewünschten Effekt; 8 Tage später aus derselben Ursache wieder aufgetauchter Scheitelschmerz weicht dem KStrG. ebenso prompt.

Frl. R. B., 20 Jahre. Kellnerin. Von einem Fest heimkehrend, wo aller Arten aufregende Faktoren, nicht zum wenigsten auch Alkohol, auf sie eingewirkt hatten, klagt Patient über intensiven Schmerz im ganzen Kopf. Patient sieht sehr erhitzt aus. ZBG. mit nachfolgendem Redressement machen den Kopf wieder frei, die Gesichtsröte schwindet allmählich, und das Fräulein kann wieder den ganzen Abend ungestört ihren Dienst versehen.

A. M., 41 Jahre alt. Hausfrau, hysterisch veranlagt, hat seit längerer Zeit schon, besonders am Morgen, heftige Kopfschmerzen unbekannter Provenienz.

ZBG. und KStrG. bringen in einer Sitzung die Algie zum Schwinden. Nach 3 Tagen sehe ich die Patientin wieder, sie erklärt bisher ganz frei von Kopfschmerz geblieben zu sein.

Frl. L. E., Hauspat., 26 Jahre alt, verspürt nach schlafloser Nacht schweren Kopf mit heftigen Schmerzen. KStG. $1^1/_2$ Minuten, einmal appliziert, bringt ihr Wohlbefinden.

S. B., Hausfrau in T., 34 Jahre alt. Hysterica mit Neigung zu Melancholie, hat häufige, lange anhaltende Hinterhauptschmerzen, welche ihre Verstimmung stets vermehren. Da ich ihr zu wiederholten Malen durch den KStG. Erleichterung und Ruhe verschaffen kann, instruiere ich den Mann, vorkommenden Falls seiner Frau mit dem KStG. zu Hilfe zu kommen, was ihm mit bestem Erfolge gelingt. Es sind seither etwa 1½ Jahre verflossen, die Kopfschmerzen sind ganz selten, aber die Gemütsverfassung der Frau ist eine viel bessere geworden.

In ganz vorzüglicher Weise wird auch der Fieberkopfschmerz durch KStG. (s. diesen) beeinflußt; fast die schönsten Erfolge hatte ich bei fiebernden Kindern.

Chronischer nervöser Kopfschmerz.

Der habituelle Kopfschmerz, dem tieferes organischs Leiden nicht zu Grunde liegt, entwickelt sich zumeist auf anämischer und hysterischer Basis. Bei erblich belasteten, sogenannten

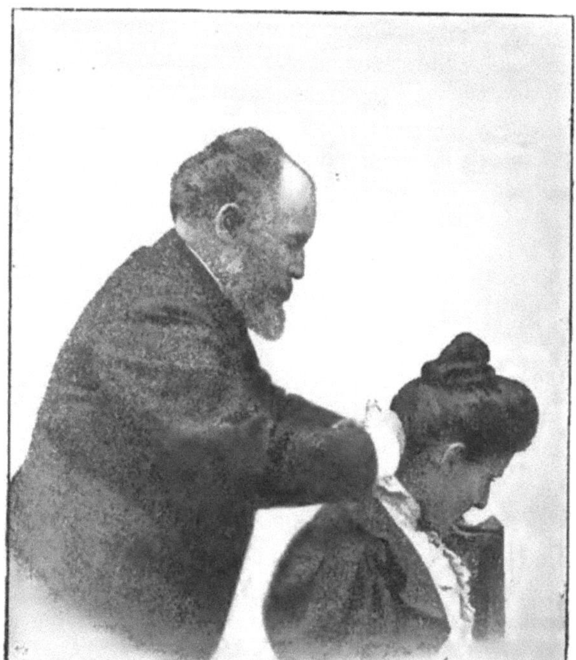

Fig. 16. „Sägen" beim rheumatischen chronischen Kopfschmerz.

nervös beanlagten Personen, bei Individuen, welche durch körperliche und geistige Überanstrengung, Excesse und schlechte Ernährung nervenschwach oder, wie man jetzt emphatisch sagt, neurasthenisch geworden sind, und endlich bei Menschen, die man in gewisse schädigende Beschäftigungen und Haltungen hineinzwängt (Schüler, Schreiber, Nähterinnen), entsteht mit der Zeit ebenfalls gar oft der nervöse, chronische Kopfschmerz. Auch im Gefolge der meisten Leiden der Nervencentralorgane, von gewissen Magenerkrankungen, habitueller Stuhlverstopfung, chronischen Herz- und Nierenkrankheiten und verschiedener Dyskrasien schreitet der anhaltende Kopfschmerz einher.

Die alte therapeutische Regel, zuerst die Krankheitsursachen zu beseitigen, wird auch von uns vor allem hochgehalten, erweist sich aber besonders bei der letzten Kategorie von Fällen gar häufig als frommer Wunsch. Wir sind daher vielfach auf die Behandlung des Folgezustands angewiesen. Zuweilen leistet die mechanische Behandlung hier noch bemerkenswerte Dienste. Während 2 Jahren behandelte ich z. B. eine ältere Frau mit Herzleiden, bei welcher ich den chronischen Kopfschmerz und die Hirndruckerscheinungen durch KStG. jeweils auf längere Zeit hin ausschalten konnte. Bei Nierenkranken mit chronischem Hinterhauptschmerz hatte ich hingegen nur vorübergehenden Erfolg.

Beim sog. rein nervösen chronischen Kopfweh darf man sich mit solcher vagen Diagnose nie begnügen. Zuerst muß der Körper des Kranken nach allen Richtungen gründlich untersucht, besonders auf Herz-, Nieren-, Unterleibs- und Hirnleiden, Zuckerharnruhr ja nicht zu vergessen, gefahndet werden. Können diese konstitutionellen Leiden ausgeschlossen werden, so dehnt sich die Exploration aus auf Nase, Augen, Ohren, Muskulatur und Haut von Hals und Kopf.

Der von Hack-Freiburg und von den Nasenspecialisten sehr in den Vordergrund gedrängten Theorie, nervöser Kopfschmerz und Migräne hingen hauptsächlich mit Veränderungen im Nasenrachenraum zusammen, kann ich nur teilweise zustimmen. Es kann Krankheiten der Nasenhöhle geben, welche in Verbindung stehen mit chronischen Schmerzen in der Stirne, besonders in der Gegend der Nasenwurzel, und wo solche vorhanden sind, ist eine Specialbehandlung am Platze.

Die Behandlung der Nasenschwellkörper mit dem elektrischen Brenner hat vielen Patienten, die vom ewigen Kopfweh gequält sind, sicher schon oft für einige Wochen ähnliche Erleichterung verschafft, wie sie die alten Ärzte bei demselben Übel durch Glüheisen, Moxen, Fontanellen und Haarseile ja

auch zu erreichen wußten; ich halte diese Art von Nasen
behandlung nur für eine Umschreibung der alten Praxis, eine
innere Anwendung von Points de feu.

Wenn wirkliche Erkrankungen im Innern der Nase und in
den Stirnhöhlen, welche zu neuralgischen Schmerzen führen,
durch den Thermokauter geheilt werden, so hört natürlich auch
der Folgezustand auf; sitzt aber des Schmerzes Quelle anderswo,
so muß die ärztliche Kunst hier eingreifen.

Erkrankungen der Augen, welche oft mit sehr heftigen
Kopfschmerzen verbunden sind, erfordern Behandlung durch
den Augenarzt.

Oft aber werden Schmerzen durch die Augen ausgelöst,
ohne daß der Okulist mit dem vorzüglichsten Spiegel etwas im
Auge entdecken kann; denn recht häufig sitzt der Schmerz in
den Augenmuskeln, nicht nur in den Accommodations-,
sondern auch in den Bewegungsmuskeln der Augen.

Der Patient fühlt, besonders bei Berührungen und
Verschiebungen der Augäpfel, empfindlichen Schmerz.

Hier sind die oben beschriebenen Augengriffe, besonders
Verschiebungen der Achsen und Widerstandsbewegungen, am
Platze. Die Manipulationen müssen oft wiederholt und so ausgeführt werden, daß die Behandlung nicht schmerzhaft erscheint
und nach derselben eine sofortige ausgesprochene Erleichterung
eintritt. Da diese Art von Augenkopfschmerz gewöhnlich Folge
von Überanstrengung der Sehorgane ist, versteht es sich von
selbst, daß nebst der Lokalbehandlung entsprechende diätetische
Vorschriften gemacht werden.

Von den Ohren ausgehende Neuralgien fordern fast stets
specialistische Behandlung, nur wenn die Schmerzen von der
sonst nicht erkrankten Ohrmuschel ausgehen, kann Etirage
derselben wohl gründliche Heilung schaffen.

In der Halsmuskulatur, besonders im Trapezmuskel, kommen
oft Verdickungen und Knoten vor (vergl. Norström), die
Ausgangsstationen von stets wiederkehrenden, ausstrahlenden
Schmerzen sind, Schmerzen, welche verschwinden, wenn eine
konsequente Massage die Muskelknötchen entfernt.

Auf gleiche Linie zu stellen sind Verdickungen an den
Muskelansätzen am knöchernen Schädel, besonders in der
oberen und unteren Nackenlinie, Ausschwitzungen in der Haut
und in die Nervenscheiden, welche öfter, als man gemeinhin annimmt, die Ursache schwerer Neuralgien sind.

Man hat überhaupt den Grund des chronischen Kopfschmerzes viel häufiger in der Peripherie als im Centrum zu suchen; dies ist namentlich der Fall beim sog. rheumatischen Kopfschmerz mit seinem Sitz im Genick und seinen Ausstrahlungen bis in die Stirne. Bei diesem so häufigen Leiden wende ich neben KStG. und KkG. immer eine eigene Art der Massage an, welche ich als „Sägen" bezeichne.

Die beiden Hände, gegeneinander aufgestellt und fast einander berührend, setzen mit der Kleinfingerkante im Genick, am Haarsaume, an und machen sehr rasche ziehende und sägende Bewegungen in entgegengesetzter Richtung, bis es ordentlich „feuert", aber natürlich ohne dem Patienten Haare auszureißen oder die Haut aufzuscheuern.

Dieselbe Manipulation kann überall am behaarten Kopfe, mit gehöriger Sorgfalt auch bei Damen, und auch an der Stirn ausgeführt werden nebst der E. Zum Schlusse folgt meist noch der beruhigende Kopfdruckgriff, P.

Bei einem so hartnäckigen und schweren Leiden, wie der chronische nervöse Kopfschmerz es ist, sind wir oft im Falle, der Reihe nach alle unsere verschiedenen Manipulationen in Anwendung zu ziehen, um das richtige Verfahren herauszufinden. Dabei möchte ich sehr empfehlen, recht schonend vorzugehen und sich vom Gefühl des Patienten leiten zu lassen; mit gehöriger Berücksichtigung aller Faktoren, Geduld und Ausdauer ist oft noch etwas zu erreichen, wo sonst alle Hoffnung verloren scheint.

Zur Illustration mögen einige Krankengeschichten dienen:

S. E., Lehrer, 28 Jahre alt. Jan. 1891. Infolge Überanstrengung in seinem Berufe stechende Schmerzen in der Stirn-, Schläfen- und Scheitelgegend, Schwindel, Flimmern vor den Augen, Ohrensausen u. s. w., so daß bereits an ein Aufgeben der Stelle gedacht werden mußte. Vor Eintreten in meine Behandlung wurden angewendet Medikamente, Diät- und Luftkuren, Ableitungen und Einreibungen.

Status. Hochblonder, vollblütiger, gut genährter junger Mann. Gerötete Augenlider, Pupillen weit, gleich. Keine Nasenveränderungen; Magen keine Störungen.

Behandlung besteht in KStG., worauf jedesmal sofortige Erleichterung eintritt, dann nur E. der hyperästhetischen Stirn- und Kopfhaut -- keine Massage.

Dem Krankenbericht, vom Patienten selbst geführt, entnehme ich:

6./I. 6—$\frac{1}{2}$ 10 Uhr abends, außer anhaltender Abmattung im Kopfe keinerlei Kopfschmerz.

7./I. Vor der ersten Behandlung starke Eingenommenheit des Kopfes; Kopfschmerz abwechselnd in Stirn- und Schläfengegend. Nach der ersten Behandlung außer einigen kurzen Unterbrechungen vollständig frei von Schmerzen. Nach zweiter Behandlung (2 Uhr) frei bis $^1/_2$6 Uhr, dann leichte Schmerzen abwechselnd in Stirn- und Schläfengegend. Nach dritter Behandlung eine Stunde ganz frei; nachher Eingenommenheit des Kopfes ohne Schmerz.

8./I. Vor erster Behandlung: leichte Eingenommenheit und ziemlich heftiger Schmerz in der Stirngegend. Nach Behandlung ($^1/_2$8 Uhr) bis 9 Uhr ganz frei, dann stechender Stirnkopfschmerz, nach zweiter Behandlung ($^1/_2$2 Uhr) frei bis 4 Uhr, nach dritter Behandlung (6 Uhr) frei bis 8 Uhr.

9./I. Nach erster Behandlung frei von Druck und Schmerz; eine Stunde nach zweiter Behandlung leichter Stirnschmerz, nach dritter Behandlung (6 Uhr) frei von Druck und Schmerz.

So ging es weiter, Schmerz abnehmend, meist nach der dritten Behandlung ganz freier Kopf. So lautet der Rapport beispielsweise am 15./I.: Beim Aufstehen leichtes Stechen in der Stirngegend, nach erster Behandlung frei bis 11 Uhr, dann leichter Schmerz in der Stirngegend bis 12 Uhr, dann wieder frei, nach zweiter Behandlung vollständig schmerzlos, nur abends noch leichter Stirndruck ohne Schmerz.

Am 18./I. werden anfängliche leichte Schmerzen durch Selbstbehandlung (KStG.) beseitigt, und der Tag verläuft ganz gut. Nach 14 Tagen tritt Patient seine Stelle wieder an und meldet nach 4 Monaten, daß sich sein Zustand so gebessert habe, daß er am Schulhalten nie mehr gehindert worden sei.

F. A., 14 Jahre alt. Hauspatient. Wegen heftiger und dauernder Kopfschmerzen muß Patient 3 Wochen vor Ende des Schulkurses aus der Schule austreten und kommt in Behandlung am 2./IV. 1890.

KStG. von 1 Minute Dauer, Schmerz zeigt sich erst abends wieder, um einer zweiten Anwendung desselben mechanischen Verfahrens zu weichen. 3./IV. Nur eine Sitzung nötig. 4./IV. Kein Schmerz. 5./IV. Nasenbluten, benommener Kopf. 6./IV. Einmal KStG. 7./IV. Frei. 8./IV. Spur. Seither bis 17./IV. gar keine Schmerzen mehr, entlassen am 23./IV. Im folgenden Jahre stellen Algien sich erst im vierten Quartale wieder ein, eine Behandlung von 14 Tagen beseitigt den Schulkopfschmerz bleibend, und seither ist der Knabe vollständig geheilt.

F. K. 24 Jahre, ledig. Schneiderin. Sehr intensive, konstante Schmerzen gerade in der Scheitelgegend, häufig Gefühl von Winseln und Pulsieren an der betreffenden Stelle.

Von einer Reihe von Ärzten medikamentös, frauenärztlich und mit Thermokauter in der Nase behandelt ohne alle Erfolge, erscheint sie im August 1892 in meiner Sprechstunde.

Status. Blühendes Aussehen. Drüsen am Halse, ungleiche Pupillen, angeblich von Jugend auf, Hyperästhesie der Kopfhaut. Pulsationsgefühl im Scheitel. Hysterie.

KStG. und E. Anfängliche Erfolge halten nur kurze Zeit an. Fall zeigt sich als sehr hartnäckig. Wird nun so behandelt, daß, wenn

Schmerz wieder erscheint, Patient sich sofort zur Behandlung einfindet. Jedesmal ist bedeutender Schmerznachlaß, oft vollständige Schmerzlosigkeit, zu bewirken. Patientin nach 6 Wochen bedeutend gebessert, aber nicht ganz schmerzfrei entlassen. Konstatiert 5 Monate nachher ein viel besseres Befinden als früher.

P. M., 12 Jahre, Zürich, Hauspatient. Schulkopfweh, stammt aus Kopfwehfamilie. Ist gesund und gut entwickelt, aber seit circa einem Jahre fast nie frei von Cephalalgien, welche früher nur sporadisch sich zeigten. Schmerz besonders auf dem Scheitel und der Stirn, nicht im Hinterhaupt. Bedeutende Hauthyperästhesie. Sept. 1892. 3 Wochen mit KStG. und E. behandelt, keine Medikamente. Besserung fast vollständig, hält auch nachher an, als Patient die Schule wieder regelmäßig besucht. Nach nochmaliger 3-wöchentlicher Kur ganz geheilt.

G. E. v. K., 23 Jahre alte ledige Dienstmagd. War 1½ Jahr in Amerika; wegen ihrer heftigen Kopfschmerzen kehrte sie zurück. Sept. 1891. Augen, Ohren, der ganze Schädel von wütenden Schmerzen durchzuckt. Kein Schlaf, rennt nachts wie rasend im Zimmer herum, zur Zeit der Periode besonders heftige Algien. Medikamente und Hausmittel machtlos.

1./VIII 1892. KStG. 2 Minuten, der vorher heftige Schmerz ist verschwunden; nachdem er sich wieder leise einstellte, in 20 Minuten nochmals KStG. 70°, dann ganz frei.

1./12. Nie mehr so heftigen Schmerz. Einmal KStG. beseitigt allen Schmerz bleibend.

2./1. Jetzt ganz wohl. Juni: seit Februar einmal Kopfweh. Juli: Schmerz zeigt sich wieder, zweimalige Behandlung bringt ihn bleibend weg.

A. G., v. L., 38 Jahre alt, seit Jahren an unausstehlichen, vom Hinterkopf und rechten Ohr ausgehenden Schmerzen leidend. Lang, schmal und durchsichtig. Alle Kuren sind abgeprallt an dem furchtbaren Leiden.

27./VI. 97. KStG. 3 Minuten lang, dann Sägen in Genick, Torsio nach links. Schmerz für den Augenblick weg, kehrt aber in ¼ Stunde wieder.

28./VI. Sägen, KStG. und Augendruck. Der Augendruck wird als die angenehmste und wohlthuendste Manipulation empfunden und mit KStG. zugleich fortgesetzt angewendet. Das Sägen leitet jeweils die Sitzung ein. In Zeit von 6 Wochen wird das Resultat erzielt, daß Patientin erklärt, sie sei seit vielen Jahren nie mehr so lange frei von Kopfschmerz gewesen, wenn auch derselbe sie noch nicht vollständig verlassen habe.

Zur Heilung solcher Fälle sind viele Monate erforderlich.

Catarrh.

Bei Besprechung des Nieshandgriffs (S. 54) ist darauf hingewiesen worden, daß der akute Nasenkatarrh (Schnupfen) oft mit Erfolg unterdrückt oder wenigstens abgekürzt werden kann, wenn man gleich bei Beginn desselben das Niesen durch den dort beschriebenen Handgriff unterdrückt.

Für den akuten Rachenkatarrh mit Schwellung und Entzündung der Gaumenbögen und den beginnenden Katarrh der Ohrtrompete, der sich durch stechenden Schmerz bis tief ins Ohr hinein und durch verminderte Hörfähigkeit zu erkennen giebt, habe ich seiner Zeit[1]) das Gähnen empfohlen.

Das Tiefgähnen bewirkt ein Zusammenziehen der Schlundmuskulatur und dadurch auch des knorpeligen Teils der Ohrtrompete, welche, so ausgequetscht, von Schleim und Exsudaten befreit wird.

Das Gähnen kann durch Suggestion, resp. Autosuggestion, jeden Augenblick mit Leichtigkeit improvisiert werden.

Am besten ist es, wenn man dazu allein und ungestört ist. Bedeutend erleichtert wird der Versuch dadurch, daß man mehreremal nacheinander mit successive sich öffnendem Munde und fester Willensrichtung aufs Gähnen schlürfende und rasche Einatmungen — he — he — macht.

Hat man einigemal suggestiv gegähnt, so tritt das Phänomen spontan ein. Einen Beweis für das richtig ausgeführte Tiefgähnen liefert uns die Beobachtung, daß die Hörschärfe auf der Höhestufe des Gähnakts erheblich abnimmt.

Nach jedem Gähnen muß „leer" geschluckt werden.

Durch diese einfache Prozedur ist man imstande, beginnenden Rachen- und Ohrtrompetenkatarrh rasch zu beseitigen. Folgende Krankengeschichten mögen die Erfolge zeigen.

M. J., Kartonfabrikarbeiter, 42 Jahre alt, bekam infolge zu starken Schneuzens plötzlich in der Nacht einen ungemein heftigen Schmerz im rechten Ohr; der Mann stellte sich früh morgens mit argen Klagen in der Sprechstunde. Kein Halsweh, etwas chronischer Rachenkatarrh, Patient hört meine Taschenuhr nur noch auf 6 cm Distanz.

Ordination: Tiefgähnen, welches unter Vordemonstration sogleich ausgeführt wird, Patient geht sehr erleichtert fort; nach 3 Tagen sind alle Schmerzen verschwunden, durch wiederholtes Gähnen ist der Schleimpropf aus der Tuba ausgequetscht und die Hörfähigkeit eine normale geworden.

M. H., 23 Jahre alt, Hauspatient, leidet sehr oft an Ohrenschmerzen infolge Entzündung im Rachen und an den Tubenmündungen. Unter meiner Kontrolle lasse ich Patient gähnen, jedesmal kann der Schmerz durch 6—8 Gähnakte in einer Sitzung beseitigt werden.

S. A. v. Triboltingen, 24 Jahre alt. Hausfrau. Patientin bekam ihrer Angabe nach, wie durch Schuß, ohne Schmerzen, auf einmal einen

---

1) Vide Korresp.-Bl. f. Schweizer Ärzte, 1892.

so heftigen Schmerz im rechten Ohr, daß sie jammern und weinen mußte. Der Schmerz steigert sich täglich, Hausmittel, bestehend in Dämpfen und warmen Umschlägen helfen absolut nichts; die Sackuhr wird nur noch beim Andrücken gehört. Trommelfell ganz normal. Die Gähnkur beginnt am 4. Mai, sofort Erleichterung. Schmerz geht auf's linke Ohr über. Fortsetzung des Verfahrens mit demselben Erfolge. Am 13. Mai stellt sich Patientin als vollkommen geheilt mit normaler Hörschärfe. Es ist gar kein anderes Mittel angewendet worden als Tiefgähnen und dieses anfänglich auch mit etwelchen Mißtrauen, bis der Erfolg über die Eigentümlichkeit der Prozedur hinwegsehen machte.

Dem Brief eines Kollegen Z. entnehme ich nachstehenden Fall:

„Einen sehr netten Fall kann ich Ihnen mitteilen, und fühle mich auch verpflichtet dazu, da ich die Kur auf Ihre specielle Initiative vorgenommen und somit der Ruhm des Erfolgs Ihnen gebührt.

Der Fall betrifft eine meiner Schwestern, welche vor ca. 1 Jahr infolge Influenza mit Halsweh Mittelohrkatarrh bekam, starke Schmerzen hatte und sich mit Einträufelungen und anderen externen Applikationen behandeln ließ. Die heftigen Schmerzen gaben allmählich nach, es blieb jedoch ein höchst unangenehmes oft ganze Tage währendes Geknatter, ähnlich einem „Rottenfeuer", im Ohr, verbunden mit stechenden Schmerzen im Rachen, zurück. Ich verordnete Gähnen, meine Schwester ließ es sich sehr daran gelegen sein, es gewissenhaft auszuführen, und hat mir meine Mutter diesbezüglich geschrieben, A. gähne so fleißig und gründlich, daß alle im Zimmer Weilenden davon angesteckt werden und wohl oder übel mitmachen müssen. In wenig Tagen hat daraufhin das Geknatter aufgehört zum großen Troste meiner Schwester, die darüber wirklich recht unglücklich gewesen war. Als ich sie das letzte Mal sah, klagte sie nur über dann und wann auftretendes Sausen, welches regelmäßig durch mehrmals vorgenommenes Gähnen wegzubringen sei. Ich konnte leider zu Beginn der Kur die Hörfähigkeit nicht prüfen, doch soll sie bedeutend herabgesetzt gewesen und jetzt wieder ziemlich normal sein. Ihnen sage ich im Namen meiner Schwester vielen Dank für das ausgezeichnete Rezept, das so gute Dienste leistete."

Beachtet man zudem noch, daß häufiges Tiefgähnen die Lunge ganz tüchtig auslüftet, also die beste Lungengymnastik ist, so dürfte man vielleicht zu einer anderen Beurteilung dieses Naturtriebs kommen als es die landläufige ist.

Wenn der Nasen- und Rachenkatarrh, wie so häufig sich nach unten weiter ausdehnt und zum Luftröhren- und Lungenkatarrh wird, so ist der quälende, überflüssige Reizhusten ein Übel, das Abhilfe erheischt.

Ich betone, der überflüssige Husten, derjenige der nicht mithilft zur Entfernung des Auswurfs. Es ist nicht leicht diesem Quäler auf mechanischen Wege beizukommen, aber ich habe doch an mir selbst schon häufig beobachtet und die Beobachtung durch intelligente Patienten bestätigen lassen, daß durch ein Dehnen der Knorpelringe der Luftröhre, direkt unterhalb des Kehlkopfs, es möglich ist, manchmal den Hustenreiz zu unterdrücken. Mit dem linken Daumen unterfasse ich den ersten oder zweiten Knorpelring der Luftröhre und ziehe ihn aufwärts, während ich mit dem Zeigefinger der Rechten den nächstfolgenden Ringknorpel abwärts schiebe.

Ich erinnere mich mit Freuden des Dankes eines schwer Tuberkulösen, welcher durch diesen Handgriff sich manchen unnötigen Hustenstoß ausschalten konnte.

Clavus hystericus.

Hysterischer Nagel.

Der umschriebene nervöse Kopfschmerz im behaarten Kopf, den man oft mit einem Finger zudecken kann, wird durch KStG. und E., eventuell durch Klopfen auf die darübergelegte Hand mit der geballten Faust der anderen Hand in raschen, kurzen, weichen Stößen meist prompt und sicher beseitigt.

Coccygodnie. Steissbeinschmerz.

In den letzten Wochen des März 1893 kam eine junge Frau zu mir, Gravida, welche infolge Fall, der gewöhnlichsten Ursache von Coccygodnie, schon 8 Wochen lang heftige keiner Therapie — Hydrotherapie, Massage und Ichthyolsalben waren versucht worden — weichenden Schmerz in der Steißbeingegend verspürte.

Ich behandelte die Kranke nun in folgender Weise:

Die Patientin steht entblößt vor mir, während ich kniee und mit der linken Hand, resp. Zeigefinger und Daumen derselben, fest am Steißbein halte. Den Zeigefinger der rechten Hand führe ich in die Vagina ein und fasse mit dem Daumen hinter dem Anus an, ziehe nun die sämtlichen vor dem Steißbein liegenden Weichteile in kräftigem Zuge nach vorn und unten, während die linke Hand den Gegenzug ausführt. Rectum, Damm und vaginale Schleimhaut werden so etwa 1 Minute lang in stark gestreckter Position erhalten und nach Entfernung der Finger erklärt die Patientin sofort, zum ersten Male einen bedeutenden Schmerznachlaß zu serspüren. Massage hat nie die geringste Erleichterung verschafft. Nach zwei weiteren Sitzungen war die Kranke vollkommen geheilt, was spätere Nachfragen bestätigen.

Nicht gerade als Coccygodynie zu bezeichnen, aber wohl hier anzureihen ist der folgende Fall:

B. C., 65 Jahre alte Witwe, ihr Leben lang nervös, leidet seit längerer Zeit an heftigem brennenden Schmerz im Mastdarm und Kreuz. Von einem Kollegen waren ihr verschiedene Medikamente, Suppositorien, Bäder u. s. w. ohne Erfolg verschrieben worden. Bei meinem ersten Besuche schien mir nach der Beschreibung der Kranken Mastdarmcarcinom nicht ganz ausgeschlossen, ich mache eine Exploration des Rectums mit dem Zeigefinger; wie ich nichts verdächtiges daselbst entdecke, führe ich den Daumen gleich in die Vagina ein und mache kräftige, ziehende und dehnende Bewegungen mit dem untern Darmrohr. Sofort nachdem ich meine Finger entfernt habe, erklärt die Kranke, das Brennen sei beinahe ganz verschwunden und der Kreuzschmerz bedeutend leichter geworden. 2 Tage später wiederholte ich das Verfahren, wodurch alle lästigen Gefühle in Kreuz- und Mastdarm beseitigt waren und blieben.

Eine 79-jährige noch sehr rüstige Frau stieß mit dem Steißbein an eine Sesselecke, wodurch sie sich einen sehr heftigen Schmerz an der verletzten Stelle zuzog, der nicht mehr weichen wollte. Erst 3 Wochen nach der Verletzung suchte sie Hülfe bei mir. Eine Dehnung der unteren Mastdarmpartie in oben beschriebener Weise erleichterte sofort, dreimalige mechanische Behandlung genügte, das Übel gründlich zu beseitigen, was die Patientin 4 Jahre nachher, als ich sie wegen eines Fußgeschwürs behandelte noch bestätigte.

Delirien.

Bei Besprechung des KStG. ist schon darauf hingewiesen und durch Krankengeschichten (S. 19) dargelegt worden, daß KStG. ein vorzügliches Mittel ist, zur Entlastung des benommenen Kopfes und des befangenen Gehirns.

In Fieberzuständen besonders kann man dem Patienten stets durch KStG. rasch und sicher einen leichteren Kopf verschaffen.

Wie gut Kinder beeinflußt werden können, sehen wir aus den oben angeführten Krankengeschichten, denen ich noch eine ganze Reihe beifügen könnte. Aber auch bei Alten bleibt der Erfolg nicht aus.

Da haben wir beispielsweise eine 60-jährige Frau mit fieberhafter Bronchitis und Auschoppung der ganzen Lunge. Mit blaurotem Gesicht sitzt sie, nach Atem ringend, in ihrem Bett und erklärt, in ihrem Kopfe sei es so „sturm" wie wenn eine Dreschmaschine darin arbeite; 2 Minuten KStG. bringen ihr solche Erleichterung und machen den Kopf um so viel freier, daß sie immer und jedesmal bei weiteren Besuchen direkt verlangt, man möchte ihr den Kopf wieder „zurechtsetzen".

Die 70 Jahre alte Frau S. R. deliriert in schwerer Lungenentzündung, $1^1/_2$ Minute KStG. genügen, ihr Bewußtsein wieder klar zu machen und ihr das Gefühl großer Erleichterung im Kopf zu verschaffen.

Bei Kindern darf der KStG. nicht länger als 1 Minute, bei Erwachsenen nur 2 Minuten lang — genau nach der Uhr — ausgeübt werden, bei längerer Dauer des Handgriffs könnten unter Umständen bei Fieberkranken Schwächezustände eintreten. Giebt der Patient während der Manipulation an, und er ist darüber von Zeit zu Zeit zu interpellieren, es werde ihm „curios", schwarz vor den Augen, oder schwindelig, so hat man natürlich die Prozedur sofort zu unterbrechen, um sie, wenn der Effekt noch nicht ganz erreicht ist, lieber später zu wiederholen.

Globus. Kugelgefühl im Halse.

Der sogenannte hysterische Globus wird auf peristaltisch aufsteigende Krämpfe der Speiseröhrenmuskulatur zurückgeführt. Es ist derselbe unverkennbar ein Reiz einzelner Vagusfasern, durch welchen eine lokale Zusammenziehung oder Lähmung einer gewissen Stelle der Speiseröhre herbeigeführt wird.

Vom Schlund bis zum Magenmund kann jede Partie der Speiseröhre befallen sein oder successive ergriffen werden, wodurch das Gefühl des Herauf- und Herabsteigens der Kugel entsteht.

Das Bissengefühl kommt viel häufiger vor als man gewöhnlich annimmt, indem die Mehrzahl von Magenleidenden, solche mit schweren organischen Veränderungen sowohl als auch Personen, welche nur an Magen- und Verdauungsstörungen leiden, häufig und lange „den Bissen im Halse stecken" spüren.

Ich glaube deshalb, daß ein von den Magennerven ausgehender Reiz den Globus hervorruft.

Nachdem ich im ZBG. ein kräftiges, den Vagusreiz umstimmendes Moment gefunden hatte, lag es auf der Hand, die Manipulation auch bei Globus zu versuchen. Der Erfolg war der erhoffte.

In frischen Fällen schiebt der ZBG. mit zwei, drei Sitzungen das Kugelgefühl bleibend weg.

Vor drei Jahren behandelte ich ein 16-jähriges Mädchen auf diese Weise nur zweimal und erhielt vor kurzen Tagen die wiederholte Bestätigung, es habe sich seither das lästige Gefühl nicht wieder eingestellt.

Eine 34-jährige Frau wurde im Jahr 1891 einzig und allein manuell in 4 Sitzungen von dem Kugelgefühl erlöst und blieb frei von Recidiven, ich begegnete ihr seither häufig und erhielt stets die Versicherung, sie verspüre rein nichts mehr vom „steckengebliebenen Bissen".

Bei einer 43-jährigen Frau, welche schon mehrere Jahre lang den Bolus sehr lästig empfand, bevor sie sich an mich wendete, und vergeblich alles mögliche dagegen versucht hatte, konnte durch ZBG. jedesmal der Krampf gelöst werden, er blieb nach jeder Sitzung länger aus und war nach 6 Sitzungen soweit verschwunden, daß 3 Monate später noch Andauern des Erfolges konstatiert werden konnte. Später ist die Frau aus meinem Gesichtskreise verschwunden.

Handelt es sich um das Bissengefühl im Hals bei Magenleidenden, so weicht dasselbe nicht immer dem ZBG. allein. Ich empfehle hier zuerst während etwa 2 Minuten die Dehnungen in der Magengrube vorzunehmen, wie sie beim Magenkrampf beschrieben werden, und hernach die Elevation des Zungenbeins folgen zu lassen.

Hinz[1]) pflichtet auf Grund seiner Beobachtungen meinem

---

1) l. c. S. 27.

günstigen Urteil über Behandlung des Globusgefühls mit ZBG. vollkommen bei und führt u. A. nachfolgenden Fall als Illustration an:

„Eine 45 Jahre alte Frau hatte schon seit Jahren bei jeder geringen Aufregung, bei jedem Erschrecken eine Unruhe, Zittern, Wühlen im Bauche mit für die Patientin hörbaren Darmbewegungen, woran sich das Gefühl einer aufsteigenden Kugel schloß, resp. die Empfindung, als werde der Hals zusammengeschnürt. Es wurde nun täglich ZBG. 90—120 Sekunden lang ein- bis zweimal appliciert. Die Erscheinungen wurden geringer, blieben aber erst nach achttägiger Behandlung soweit aus, daß bisher nach weiteren 3 Wochen sich kein Anfall mehr gezeigt hat. Es wurde wöchentlich zwei- bis dreimal der Handgriff prophylactisch (vorbauend) angewandt. Die Patientin giebt nunmehr an, daß die Unruhe im Leibe merklich nachgelassen hat. Es wurden nämlich nach dem ZBG. noch jedesmal während 2 Minuten Dehnungen in der Magengrube vorgenommen."

Hysterie.

Da unsere Handgriffbehandlung hauptsächlich eine Behandlung der einzelnen Symptome ist, zerfällt die vielgestaltete Krankheit, welche man Hysterie zu benennen pflegt, in unserer Besprechung in eine Reihe von Einzelbildern. Sie tritt uns entgegen bei der Stimmlosigkeit, beim Kopfschmerz, insbesondere der Migräne, beim Erbrechen und Magenkrampf, der Mastodynie, dem Clavus und Globus, sowie bei den Neuralgien der verschiedensten Körperpartien. So sehr ich bei diesem Leiden für eine Allgemeinbehandlung bin, möchte ich doch auch darauf dringen, den unglücklichen Kranken, welchen eine unverständige Tradition oft noch moralische Qualen auferlegt, zu glauben und nach Kräften durch die unschädlichen Prozeduren der mechanischen Therapie zu helfen in jeder speciellen Not.

Die Allgemeinbehandlung soll sich möglichst anlehnen an ein vernünftiges Draining, wie es alle Sportbeflissenen, die Ruderer besonders, üben, sowohl was Diät als auch was Körperübung betrifft. Zur Stärkung der stets sehr darniederliegenden Muskulatur giebt es nicht leicht etwas zweckmäßigeres als die Marschübungen der Rudermänner: ein Spaziergang nach der Uhr, einen Kilometnr weit, erst in langsamen, dann in schnellerem Tempo, in gleicher Weise auf Hin- und Rückweg. Wenn ein schwächliches Fräulein im Anfang dazu 20 und 25 Minuten braucht, wird es mit Befriedigung und Stolz bemerken, wie Tag um Tag die Zeit abgekürzt wird, und es dazu bringen, den Kilometer in 10 Minuten und weniger zurückzulegen.

Wo es Gelegenheit zum Rudern giebt, muß die anämische, schwächliche und meist auch furchtsame Dame unbedingt dazu angehalten werden, eine Gondel zu besteigen und selber — natürlich unter fachmännischer Führung und Leitung — zu rudern. Schon die Überwindung der Furcht vor dem Wasser ist ein nicht zu unterschätzender moralischer Gewinn, das Rudern selbst aber ist eine Körperübung, wie sie durch kein noch so ingeniös erdachtes Instrument zweckmäßiger und allseitiger erfunden werden kann.

Gegen ein gemessenes, anständiges Radfahren von $^1/_2$ bis 1 Stunde Dauer im Tag, in vernünftiger Begleitung, ist gewiß medizinisch nichts einzuwenden, es kann meiner Ansicht nach auch Hysterischen in der Rekonvalescenz gestattet werden.

Seebad und Schwimmen im See, als natürliche Fortsetzung des Rudersports, ist die beste Art von Badekur, welche man hochgradig Nervösen anraten kann, doch soll das Baden vom Arzt geleitet werden.

Anämische Personen ertragen anfänglich nur ganz kurzes Baden im Wasser des Sees, das neben vielen aufgelösten mineralischen Stoffen tierische und pflanzliche Substanzen in reicher Menge enthält, Substanzen, welche gewiß ebensowohl einen Einfluß auf den menschlichen Organismus ausüben können, wie die Bestandteile der Erde. Ein Bad von einer Minute Dauer im Einzelkabinett, wo man sich ganz auskleiden kann und nicht, wie es bei Damen üblich ist, ein schweres Habit zur Wäsche tragen muß, genügt für das erste Mal vollständig. Viele Kranke werden sogar durch dieses kurze Eintauchen noch recht angegriffen und müde. Langsam steigert man die Badedauer. Um die Badekur im See beginnen zu können, muß das Wasser eine Temperatur von wenigstens 17° R erreicht haben.

Hysterische sind gewöhnlich auch blutarm und werden deshalb mit allen möglichen Eisensalzen gefüttert, wodurch sie sich meist noch den kleinen Appetit, den sie gewöhnlich besitzen, verderben.

Die Eisenpräparate werden ja durchweg in viel zu hohen Gaben verordnet, bester Beweis dafür ist der kohlschwarz gefärbte Stuhl, den die mit Eisen überfütterten Patienten aufzuweisen pflegen.

Es ist gewiß auch unrichtig, anzunehmen, blutschwache, bleichsüchtige Individuen haben nur Mangel an Eisen im Blut, sehr oft fehlen ihnen auch andere wichtige Blutbestandteile. Das Richtige wäre, die genaue Analyse des Blutes der Kranken auf alle Komponenten desselben vornehmen zu lassen und danach die Verordnungen zu treffen, doch dürfte da bald das Substrat für die Untersuchung ausgehen.

Ich habe mir deshalb seit Jahren ein Präparat machen lassen, welches, gestützt auf genaue chemische Analyse des Blutes, die sämtlichen festen Blutbestandteile genau in dem Verhältnis, wie sie im Blut enthalten sind, aufweist.

Nach der betr. Analyse fand der Chemiker in 20 Liter Blut

Kal. chlorat.	41,2	Calc. phosphor.	4,0
„ phosphoric.	24,0	„ fluorat.	2,0
Natr. phosphoric.	10,0	Acid. silic.	5,0
„ chlorat.	54,0	Magnes. sulf. sicc.	1,3
„ bicarbonic.	38,0	Ferr. sulf. sicc.	3,9
Kal. sulfur.	4,0	„ phosphor. oxyd	3,9.
Magnes. phosphor.	2,8		

Genau nach dieser Analyse habe ich mir Blutsalztabletten anfertigen lassen, welche nur die angeführten Stoffe genau in demselben Prozentsatz, wie sie im Blut enthalten sind, in sich fassen.

Diese verordne ich allen „blutarmen" Patienten, in der Annahme, der Körper wähle sich aus den dargebotenen Stoffen selber das aus, was ihm fehlt und er am notwendigsten braucht.

Vor Überfüllung schützt die kleine Dosis, die ich stets nur geben lasse.

Die Behandlung Hysterischer wird am zweckmäßigsten außerhalb der Familie in Anstalten durchgeführt, da die Umgebung der Kranken sehr oft ein Hauptfaktor für das Fortbestehen des Leidens bildet.

Interkostalneuralgie. Rippenschmerz.

Die Interkostalneuralgie, ebenso häufig als schmerzhaft, liefert, wie der Magenkrampf, nicht selten Material zu Morphinisten.

Seitdem ich meine mechanische Heilmethode übe, habe ich etliche zwanzig Fälle unter die Hände bekommen, die ich alle nach demselben Prinzip und eigentlich mit demselben Handgriff kurierte wie den Magenkrampf.

Entzündliche Affektionen im Zwischenrippenraum betrachte ich nur als Gegenanzeige, wenn der Schmerz während der Manipulation erheblich gesteigert wird.

Wenn es irgendwie angeht, nehme ich gegenüber dem Kranken dieselbe Stellung ein, wie beim MG. Ich stehe oder sitze hinter ihm, umfasse den Brustkorb mit den Armen, setze am vorher genau bestimmten Druckpunkte entweder beide Daumen oder Zeige- und Mittelfingerspitzen auf und dehne in gleichmäßigem, kräftigem Zuge, unterbrochen durch einzelne zuckende, schnellende Rucke, die krankhafte Partie 70—90 Sekunden lang ohne Rücksicht auf Schmerzäußerungen des Behandelten, wenn derselbe fieberlos ist.

Das Verfahren ist weder Massage noch bloßes Nervendrücken, sondern ein Dehnen der Interkostalnerven und der affizierten Haut, viel wirksamer als jene beide Prozeduren zusammengenommen.

Fast ohne Ausnahme zeigt sich der Schmerz gleich nach der ersten Sitzung in viel sanfterer Stimmung, die Fälle sind gar nicht selten, wo er gleich darnach bleibend abgeht, gewöhnlich sind 3—4 Sitzungen zur Radikalkur ausreichend.

Im Januar 1893 wurde ich nachts zu einer 52-jährigen Frau gerufen, welche wegen der außerordentlich heftigen, den Atem beengenden Schmerzen in der rechten Brustgegend, die sie empfand, glaubte, eine Lungenentzündung zu haben. Die physikalische Untersuchung ergab rechts etwas schwächeres Atmen als an der entsprechenden Stelle linkerseits. Puls 84, Temperatur 37.7 [1]).

---

1) Ich mache seit längerer Zeit besonders bei Kindern und mageren Personen, bei welchen das Thermometer in der Achselhöhle nur zu baumeln pflegt, die Temperaturmessungen häufig in der Hüft-Schenkelfalte. Hier liegt das Thermometer stets genau in der Hautfalte drin

Nachdem die Diagnose auf Interkostalneuralgie und die Schmerzstelle zwischen Vertebral- und Lateralpunkt im V. Zwischenraum festgestellt war, wurde die Dehnung des Nerven mit möglichster Sorgfalt und zunehmender Energie vorgenommen. Bereits nach 1½ Minuten hatte die Empfindlichkeit bedeutend nachgelassen. Bei demselben Besuche wurde diese Behandlung noch zweimal wiederholt, und ich hatte die Genugthuung, die Kranke ruhig und tief atmend mit ganz wenig Schmerzen verlassen zu können. Der Schmerz gewann nie mehr die frühere Intensität, und bereits nach vier Sitzungen durfte ich die Patientin als geheilt betrachten.

Im Frühjahr 1891 bekam ich in Behandlung eine 52-jährige Dame aus K., welche an Neuralgie im III. Intercostalraum bereits seit Monaten litt. Gleich nach der ersten Manipulation war der Schmerz gewichen, und es wäre nicht nötig gewesen, das Verfahren zweimal zu wiederholen, wenn ich dies nicht für Festhaltung des Resultats als wünschenswert betrachtet hätte.

Als ich im November 1892 zu der 76 Jahre alten Mutter der betreffenden Dame gerufen wurde, versicherte mich letztere, seit jener Behandlung habe sie nie mehr die Spur jenes gefürchteten Schmerzes gehabt, hingegen leide auch ihre Mutter an einem ähnlichen, bereits jahrelang bestehenden Übel, an das sie sich schon, als doch nicht mehr heilbar in ihrem Alter, gewöhnt habe. Der Schmerzpunkt fand sich im V. Zwischenrippenraum genau in der Warzenlinie, über dem Herzspitzenstoß. Durch prolongierte Dehnung in vier Sitzungen wurde auch diese eingefleischte Algie zum Schwinden gebracht. Nachkontrolle 4 Monate später ergab, daß auch nicht der leiseste Nachklang des alten Leidens mehr vorhanden ist.

Bei solchen fast habituell gewordenen Übeln bestehen sehr wahrscheinlich kleine Verwachsungen in loco, welche durch energische Dehnungen gelöst werden.

Ischias.

Bei Behandlung der Ischias, dieser häufigsten und hartnäckigsten Algie der üntern Extremitäten, ist Nervendehnung blutig und unblutig, bereits in ihr Recht getreten.

Die Autoren verfahren bei unblutiger Dehnung folgendermaßen.

---

und wird vom Kranken sozusagen gar nicht gefühlt, Kinder merken sogleich nach dem Einlegen nicht mehr, daß sie einen Fremdkörper zu bergen haben, während sie sich bei Messungen in der Achsel- oder Mastdarmhöhle meist sehr ungebärdig benehmen. Die Temperaturgrade, hier abgelesen, sind 1—3 Centigrad höher als in der Achselhöhle, natürlich vorausgesetzt, die betreffende Stelle sei gut ausgetrocknet. Kleine Kinder werden am zweckmäßigsten während der Messung auf den Arm genommen. Wie unvergleichlich viel angenehmer diese Wahlstelle als Rectum oder Vagina ist, braucht kaum erwähnt zu werden.

Dollinger[1]) läßt den Kranken auf dem Rücken liegen, während der Arzt vor ihm auf der Bank kniet; dieser legt sich den Unterschenkel der affizierten Extremität auf die Schultern, stützt beide Hände auf die Kniescheibe des kranken Beins und beugt nun bei gestrecktem Knie im Hüftgelenke. Oder um die Wirkung zu verstärken, wird das Knie des möglichst gehobenen Beines nur mit einer Hand fixiert, während der Operateur mit der anderen Hand den Fuß des Patienten anfaßt und in Dorsalflexion bringt.

Büeler[2]) hebt die beiden gestreckten Beine bis zur Vertikalen und darüber und drückt dann das kranke Glied gegen die Brust zu, wobei er sich aber durch die Schmerzäußerungen des Patienten leiten läßt, um durch das Verfahren keinen Schaden anzurichten. Oder er setzt den Kranken mit gestreckten Beinen auf den Tisch und macht den Oberkörper desselben vornüberbeugen, so daß das Becken stramm fixiert wird, und dann erst wird das kranke Glied gehoben, „wie wenn man es neben dem Kopf vorbeiführen wollte".

Das Prinzip beider citierten Autoren besteht darin, bei zuerst fixiertem Becken durch Heben des im Knie gestreckten Beines den Stamm des Ischiadicus womöglich in seiner ganzen Länge, besonders aber an der Austrittsstelle zu dehnen.

Ich habe denselben Zweck im Auge, verbinde aber stets mit der indirekten Dehnung so gut als möglich die direkte. Darum lege ich den Kranken auf die gesunde Seite und lasse mir von einem Assistenten das gestreckte Bein in nicht allzu forcierter Stellung festhalten, während ich selber in der Incisura ischiadica, am unteren Rande der Gesäßmuskeln dicht hinter dem großen Hüftknorren, ferner an der hinteren Fläche des Oberschenkels und in der Kniekehle der Reihe nach den Nervenstamm und seine Zweige energisch zu strecken und dehnen strebe.

Ich vollziehe die Manipulationen entweder mit den beiden Daumen oder Zeigefingern, lege wohl auch die beiden Hände Rücken an Rücken übereinander, biege die Zeigefinger in rechten Winkel und bilde mir so eine Art Zange, deren „Zähne" die zweiten Zeigefingerknochen sind. Diese kommen auf

---

1) Dollinger, Julius. Die Massage. Ferd. Enke 1890. S. 119/20.
2) Büeler, Fritz. Über Ischias und ihre Behandlung. Festschrift zum Kocher-Jubiläum 1891.

die Nervenstämme zu liegen, und beim Beugen der Fäuste können sie eine Kraft entfalten, wie dies sonst auf andere Weise unmöglich wäre.

Schmerzhaft ist mein Verfahren wohl auch, aber lange nicht so eingreifend wie die Überdehnung nach Dollinger und und das „neben dem Kopf Vorbeiführen" des Beins nach Büeler. Vorsicht ist ja bei der mechanischen Behandlung immer nötig, weil durch allzu energisches Verfahren schon Nervenzerreißungen mit nachfolgenden Lähmungen vorgekommen sind.

Die Erfolge richten sich bei der mechanischen Prozedur stets danach, ob die Ursache der Ischias eine heilbare oder unheilbare und der Fall ein frischer oder veralteter sei.

Nur wahre Neuralgien oder alte Nervenentzündungen mit Verwachsungen sollen durch Nervendehnung behandelt werden, während frische Nervenentzündungen und Fälle, denen Knochenfraß, Geschwülste etc. zu Grunde liegen, absolut ausgeschlossen bleiben.

In einzelnen Fällen hat sich mir eine Streckung des ganzen Beins mit Gewichten sowohl als momentan schmerzlinderndes, wie auch als die Heilung beschleunigendes Mittel sehr gut bewährt.

Wie rasch bisweilen anscheinend recht intensive Fälle durch mechanische Behandlung geheilt werden können, mögen die nachstehenden Krankengeschichten zeigen.

Im Mai 1892 wurde der 53 Jahre alte Schuster A. U. plötzlich — Hexenschuß — von so heftigen Schmerzen im Kreuz und in der rechten Gesäßmuskulatur befallen, daß er bei jeder Bewegung laut aufschrie. Es hielt schwer, mit Hilfe der Frau den Mann in linke Seitenlage zu bringen und eine Extension des im Knie gestreckten kranken Beins bei fixiertem Becken vorzunehmen. Bei manuellen Dehnungen an der Austrittsstelle des Ischiadicus und hinter dem Hüftknorren kam es fast dazu, daß der Schweiß des Arztes sich mit den Thränen des Kranken mischte. Nach beendeter Prozedur aber konnte der Patient, der wie ein Klotz in seinem Bette gelegen hatte, bereits ein wenig gehen, und nach weiteren drei Sitzungen fand ich beim folgenden Besuche den Mann schon wieder auf seinem Schusterstühlchen sitzen und arbeiten. Ein Recidiv hat sich nicht gezeigt.

Ein 75-jähriger Müller wurde im kalten Januar 1893, infolge Erkältung natürlich, von so heftigen Schmerzen im Rücken und Bein betroffen, daß er unbeweglich im Bette liegen mußte und sich in seinem Jammer nichts als den Tod wünschte. Bei der Beinstreckung nach meiner Methode zeigte er sich sehr empfindlich, ließ sich aber schließlich doch ordentlich zur Behandlung herbei. Da der Mann sehr mager war, gelang die direkte Dehnung mit Druck auf den Nervenstamm am großen Trochanter sehr gut, und nach drei sich Tag um Tag folgenden Sitzungen war der Kranke zwar noch nicht ganz schmerzfrei, aber er konnte wieder herumgehen und fand weitere Behandlung nicht mehr notwendig. Er blieb auch nachher gesund.

Im April 1893 acquirierte der 36 Jahre alte Bahnarbeiter L. M. eine Ischias, welche ihn zwar nicht ins Bett fesselte aber doch arbeitsunfähig machte und sehr belästigte. Behandlung wie in den vorigen Fällen erzielte stets einen momentanen Erfolg, Patient machte besonders jedesmal nach der Sitzung die Angabe, er fühle sich ganz erleichtert und frei im Unterschenkel. Nach zehntägiger, rein mechanischer Therapie nahm der Mann seine gewohnte Beschäftigung wieder auf, ohne gezwungen zu sein, nachher auch nur einmal auszustehen.

Zu gleicher Zeit behandelte ich aber einen jungen Herrn an schon 10 Wochen bestehendem Hüftweh, bei welchem die Nervenerkrankung einen mehr entzündlichen Charakter trug, wo Elektricität, innere Medikamente und hydropathische Prozeduren mit Einschluß von Kneippkuren, auswärts praktiziert, ganz ohne Wirkung geblieben waren, ebenfalls ohne Erfolg mit Nervendehnungen. Einzig points de feu machten hier einen wohlthätigen Eindruck, ohne jedoch ganz zur Heilung zu führen.

In frischen Fällen von Ischias kann sich die mechanische Behandlung nach der oben beschriebenen Methode allen anderen Behandlungsarten kühn an die Seite stellen, sie muß aber von kundiger Hand geleitet werden.

Keuchhusten.

Bereits im Jahre 1889 machte ich im Korrespondenzblatt für Schweizer Ärzte (p. 417 ff.) einen Handgriff zur Unterdrückung des Stickkrampfs beim Keuchhusten bekannt. Derselbe stellt eine Modifikation des Heiberg'schen Handgriffs bei Erstickten dar und besteht in einem Schieben, resp. Ziehen, des Unterkiefers nach vorn und unten. Er gestaltet sich verschieden, je nachdem von vorn oder von hinten an den Patienten herangetreten wird.

Keuchhustenhandgriff von vorn.

Trete ich von vorn an das Kind heran, so fasse ich mit den Zeige- und Mittelfingern den aufsteigenden Unterkieferast vor dem Ohr fest an, setze die Daumen aufs Kinn und schiebe in kräftigem, aber schonendem Zug und Druck den Unterkiefer des Patienten nach vorn und unten. wie Fig. 17 zeigt.

Ist der Mund des Kindes bereits geöffnet, was ja während des Hustenanfalls stets der Fall ist, so hacke ich gleich von Anfang an den Daumen oder Zeigefinger einer Hand hinter den vorderen unteren Schneidezähnen ein, greife mit den übrigen Fingern unter das Kinn und ziehe den ganzen Unterkiefer nach vorn und abwärts. Die andere Hand liegt auf der Stirn des Patienten und vollzieht den Gegenzug. Selbstverständlich muß man sich sorgfältig hüten, einen Druck auf die Zähne auszuüben, die Gewalteinwirkung darf nur den Kiefer-

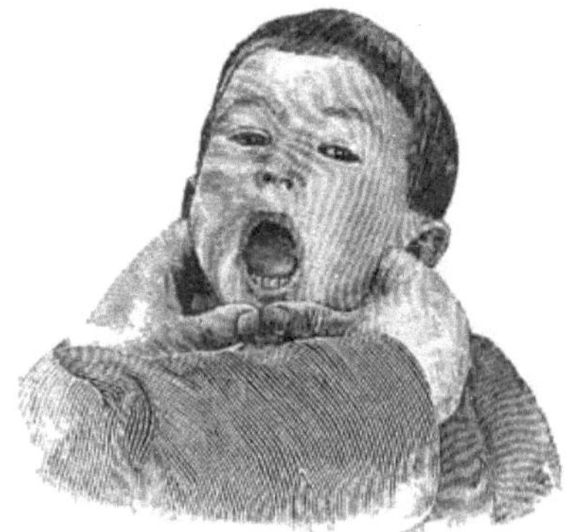 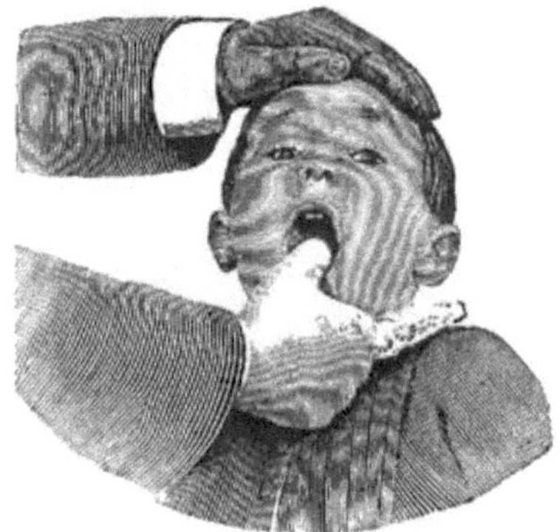

Fig. 17. Keuchhustengriff von vorn.   Fig. 18. Keuchhustengriff von vorn
mit Einhaken im Mund.

körper treffen. Dieser modifizierte Handgriff, welchen Fig. 18 illustriert, ist derjenige, den ich fast allein wegen der Einfachheit des Vorgehens und der Sicherheit der Wirkung noch anwende.

Keuchhustenhandgriff von hinten.

Kehrt der Patient mir gerade den Rücken zu, so setze ich beide Daumen dicht oberhalb des Kieferwinkels vor dem Ohr an, lege die Zeige- und Mittelfinger aufs Kinn und stoße den Unterkiefer nach unten und vorn. Oder die Zeigefinger greifen unter den Eckzähnen in den Mund und helfen den Zug in besagter Weise rasch ins Werk zu setzen (Fig. 19).

Sobald der Kiefer gelüftet ist, wird das Kind aufgefordert, tief einzuatmen, und wenn dies geschehen kann, ist der Krampfanfall ganz sicher für einmal beseitigt.

Der Handgriff ist so einfach und leicht zu vollführen, daß ihn jede verständige Mutter oder Wärterin zustande bringt, ja ältere Geschwister an kleineren Kindern ausüben können; zudem ist er absolut schmerz- und beschwerdelos, darum sträuben sich verständige und gut gezogene Kinder nicht nur nicht dagegen, sondern, wenn sie den herrlichen Erfolg einmal an sich verspürt haben, springen sie herbei, sobald sie den Husten kommen fühlen, damit man sie behandle. Oft versuchen die Kleinen sogar die Manipulation an sich selber zu vollstrecken.

Allerdings müssen die Kinder willig und gut erzogen sein; wenn sie sich unsinnig sträuben und wehren, ist es unmöglich, den Handgriff an ihnen zu vollziehen. Ich lege daher Gewicht darauf, daß die Angehörigen selbst die kleine Manipulation erlernen, vom Arzt lassen sich bekanntlich die Kinder am wenigsten anrühren. Prof. Hagenbach - Burckhardt in Basel schrieb mir seiner Zeit, sie hätten auf der Kinder-Poliklinik zum Teil ausgezeichnete, aber auch weniger eklatante und gar keine Erfolge mit meinem Handgriffe bei Keuchhusten erhalten; giebt

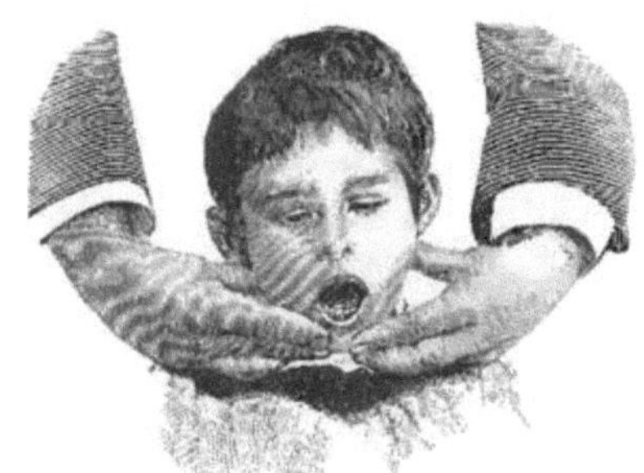

Fig. 19. Keuchhustengriff von hinten.

aber gleichzeitig zu, daß er rein auf den guten Willen der Angehörigen der Kranken angewiesen war und weder er selbst noch seine Assistenten den Handgriff persönlich prüfen konnten.

Nach meinen hundertfältigen Experimenten darf ich mich mit Bestimmtheit dahin aussprechen, daß Mißerfolge immer nur auf unrichtige Ausführung infolge Opposition der Kinder oder mangelnder Energie der Behandelnden zurückzuführen sind. Es ist mir dasselbe auch von vielen Eltern bestätigt worden.

Ich würde besorgten und verständigen Eltern darum den Rat erteilen, beim Herannahen einer Keuchhustenepidemie ihre Kinder zum voraus auf den Handgriff einzuüben, gerade so, wie vernünftige Erzieher die Kleinen vor Auftreten der Diphtherie gurgeln lehren.

Der wirklich stupende Erfolg bei korrekter Ausführung des Handgriffs ist der kleinen Mühe wohl wert. Nach wenigen Sekunden schon ist der Stickkrampf wie abgeschnitten; Erbrechen, Blutungen und andere Komplikationen, die der erhöhte Blutdruck im venösen System erzeugt, bleiben vom Krankheitsbild ausgeschlossen.

Wenn auch die Krankheit selbst durch Ausschalten der einzelnen Stickanfälle nicht gleich coupiert werden kann, so wird doch ihre Dauer bedeutend abgekürzt, und der Charakter derselben bleibt ein durchaus gutartiger. In der Nacht kann an den Kindern manipuliert werden, meist ohne daß sie erwachen.

Die Wirkung meines Verfahrens auf den Stickkrampf erkläre ich sowohl durch das mechanische Lösen der Spannung der Halsmuskulatur als auch dadurch, daß beim Heben von Kehlkopf und Zungenbein, wie dies das Lüften des Unterkiefers bewirkt, der Kehldeckel geöffnet und die Stimmbänder entspannt werden. Kappeler (Anaesthetica, S. 126/27 und Illustrationen, S. 218/19) hat darüber sehr instruktive und beweisende Versuche angestellt.

Wohl von keinem Handgriff ist seit dessen Publikation vom Laienpublikum so viel Gebrauch gemacht worden wie von meinem Keuchhustengriff.

Eine Reihe von Zuschriften, die mir darüber geworden, bestätigen, daß vernünftige größere Kinder, bei denen die Manipulation pünktlich ausgeübt werden konnte, stets vorzügliche Erfolge durch prompte Reaktion aufwiesen. Bei kleineren Kindern, wo eben der Griff gar nicht richtig durchgeführt wurde, war selbstverständlich ein Resultat nicht zu erzielen.

In neuester Zeit hat Dr. Ottmar Ammann in den Tagesblättern ebenfalls ein mechanisches Mittel angegeben, um die einzelnen Anfälle beim Keuchhusten abzukürzen.

Der Grundgedanke ist auch bei diesem Verfahren der, den Krampfanfall zu unterbrechen, indem man das Kind zum Einatmen zwingt.

Ammann erzielt dies dadurch, daß er das Kind auf dem Boden knieen läßt, sich hinter dasselbe stellt, das rechte Bein zwischen beiden Knieen des Kindes. „Alsdann läßt man die Kinder ihre beiden Arme nach aufwärts strecken, erfaßt sie mit beiden Händen und zieht so den Brustkorb des Kindes über das an dessen Rücken angestemmte etwas gebogene Knie nach oben.

Kleinere Kinder läßt man stehen, z. B. auf einen Stuhl, stellt sich hinter das Kind, legt seine beiden Hände mit dem Daumen nach oben flach auf die beiden Seiten des Kindes unter dessen Achseln, hebt so das Kind auf und zieht die Schultern des Kindes über der eigenen Brust nach rückwärts."

Indem ich selbstverständlich für mich die Priorität der Idee, auf mechanischem Wege den Keuchhustenanfall zu lösen, in Anspruch nehme, teile ich auch das Verfahren von Ottmar Ammann mit, damit das Publikum selber prüfe, welche Methode die praktischere und erfolgreichere ist.

Lumbago. Hüftweh.

Hexenschuß.

Der Rheumatismus der Lendenmuskulatur, welcher sehr oft mit blitzartiger Schnelligkeit aufzutreten, dann aber wie ein zum Landregen ausartendes Gewitter von solider Dauer zu sein pflegt, ist als „Hexenschuß" in recht übelm Ruf.

Die Unmasse von Mitteln und Kuren, welche gegen dieses Übel schon empfohlen wurden, beweisen die Ohnmacht der Therapie. Die mechanische Behandlungsmethode leistet auch da Vorzügliches.

Bei frischen Fällen bearbeite ich zuerst das empfindliche „Kreuz" mit Klopfen. Die linke Hand wird fest auf die schmerzende Stelle gelegt, und die rechte Faust klopft in raschen, kurzen, elastischen Stößen, etwa 1 Minute lang, so indirekt die kranke Partie; nach einer kurzen Pause wird die ziemlich stark angreifende Manipulation wiederholt.

Fast immer tritt sofortige Erleichterung und nach mehreren Sitzungen relativ rasche Heilung ein.

In chronischen Fällen lasse ich dem Tapottement einige Minuten langes „Sägen" — vide oben S. 82 — vorausgehen und nachfolgen. Wird die Prozedur energisch durchgeführt, so tritt der Erfolg rasch ein, doch versteht es sich wohl von selbst, daß der Operateur individuell behandeln und nicht durch brutales Verfahren die Kranken von weiteren Vornahmen abschrecken wird.

Magenkrampf.

Magenkrampf — Morphiumspritze hat sich bereits im Gehirn vieler Ärzte zu einem einzigen Begriff konglomeriert. Ich erwarte, durch Bekanntgebung meiner mechanischen Behandlungsweise der Magenschmerzen dem verderblichen Mißbrauch mit Narcotica, insbesondere den Morphiuminjektionen, kräftig entgegensteuern zu können.

Ich schicke voraus, daß ich in erster Linie nur die eigentlichen Magenkrämpfe, d. h. die nervösen Formen ohne pathologisches Substrat, zur mechanischen Behandlung ausersehe, nachher wird sich ergeben, in welchen Fällen mein MG. weiter mit Erfolg angewendet wird.

Der reine Magenkrampf kommt bekanntermaßen häufig vor bei Chlorotischen, Hysterischen, Neurasthenikern, Hypochondern, Arthritikern und reflektorisch von erkrankten Organen der Bauchhöhle aus. Es ist für uns von besonderer Wichtigkeit, zu wissen, daß der außerordentlich heftige, bohrende, zusammenziehende oder brennende Schmerz fast stets von der M a g e n g r u b e a u s g e h t und nach den Schulterblättern wie zum Nabel hin ausstrahlt [1].

L e i s e B e r ü h r u n g der Herzgrube pflegt insgemein den Schmerz zu vermehren, während s t a r k e r D r u c k denselben besänftigt. Der Kranke preßt und drückt daher sehr oft mit beiden Händen seine Magengegend oder stemmt gegen einen festen Körper an, der Masseur streicht und klopft das Epigastrium, und der Arzt läßt warme Breiumschläge daraufhin legen und macht gleich eine ordentliche Morphiumeinspritzung.

Ich wende in solchen Fällen stets MG. und Zeltgriff an (siehe diese S. 51 und 52).

Unter sehr vielen Fällen von Magenkrampf, welche ich nur nach meiner Methode mechanisch ohne irgend ein Medikament behandelte, habe ich einige, die wiederholt in Angriff genommen werden mußten, die meisten aber wichen einer einmaligen richtigen und energischen Anwendung des MG., so

---

1) Der Magenschmerz ist zurückzuführen auf krankhaften Verschluß der Magenostien, Ü b e r d e h n u n g d e s M a g e n s durch Gase, Liegenbleiben harter Speisereste u. s. w. W. F l e i n e r, Korresp.-Bl. f. Schw. Ärzte 1893. S. 413.

zwar, daß der Magenkrampf nach dieser Prozedur viel länger ausblieb als sonst nach jeder anderen Medikation.

Eine Anzahl von Beispielen möge auch hier die Wirkung meiner specifischen Behandlungsweise zeigen.

B. M., 30 Jahre alt, Hausfrau, früher auswärts wohnend, hat schon häufig und schwer an Magenkrämpfen gelitten, obwohl sie sich sonst nicht magenleidend fühlt. Sie giebt an, die verschiedenen Ärzte, welche sie behandelten, haben jedesmal zu Morphium greifen müssen, auf andere Weise sei dem sonst stunden-, ja tagelang anhaltenden Schmerze nicht beizukommen gewesen. Ihr Ruf nach dem Arzte in der Nacht vom 10. Mai 1892 ist darum auch mit der Bitte begleitet, ja die Morphiumspritze mitzubringen. Bei meiner Ankunft windet sich die Kranke in unausstehlichen Schmerzen. Ich mache sie im Bette aufsitzen und vollführe den MG. in obengenannter Weise, nachher folgt Zeltgriff. Nach 3 Minuten wird schon bedeutender Schmerznachlaß konstatiert, und nach 10 Minuten, während welcher Zeit die Behandlung noch zweimal in derselben Art gemacht worden, war der Krampf besiegt. Derselbe kehrte nicht wieder; bis heute blieb die Kranke von diesem Leiden verschont.

M. N., 42 Jahre alt, Hausfrau, hat seit 8 Tagen jede Nacht einen oft $\frac{1}{2}$—1 Stunde andauernden Magenkrampf, der sie gewöhnlich um 2 oder 3 Uhr weckt. Es besteht mangelnder Appetit, starke Gasansammlung im Magen ohne organisches Leiden. Da infolge Überanstrengung sonstige allgemeine Nervosität besteht und häufige Ructus vorhanden sind, muß das lästige Übel auf nervösen Ursprung zurückgeführt werden. Nach erfolgloser Anwendung diverser Mittel wird abends vor Schlafengehen der MG. mit Umfassen 3 Minuten lang intensiv praktiziert, und vom Moment an sind alle Schmerzen bleibend verschwunden.

S. F., 18-jährige Magd, etwas anämisch, hat das ganze letzte Jahr in Intervallen häufige Magenkrämpfe gehabt. Besonders heftiger Anfall am 20. April 1893. Sogleich von mir mit MG. behandelt, sind in 2 Minuten Schmerz und Üblichkeit beseitigt und kehrt keine Spur davon wieder.

M. E., 46 Jahre alte Waschfrau, blutleer infolge Inanition, weil sie wegen wochenlang anhaltenden Kopfwehes fast gar nichts zu genießen wagt, hat den ganzen Vormittag des 12. April 1893 unausgesetzt bohrenden, ziehenden Schmerz in der Herzgrube. MG. zweimal je 2 Minuten in Intervallen von 5 Minuten zaubert den Schmerz nicht nur für diesen Tag, sondern auf Wochen hin radikal weg.

F. D., 67 Jahre alter Rentner, leidet an Harngries und ist Rekonvalescent von chronischem Darmkatarrh. Seit einigen Tagen tritt am Abend oder mitten in der Nacht Präcordialangst und sehr störendes Druckgefühl in zunehmendem Grade auf. Die Untersuchung ergiebt einen durch Gase stark aufgeblähten Magen und große Empfindlichkeit in der aufgetriebenen Herzgrube. Ich stelle die Diagnose, Angst- und Druckgefühl in der Nacht sind Folge der Magenstörung, übe den MG. einmal

2 Minuten lang aus, worauf Patient sofort große Erleichterung spürt und vom Augenblick an stellten sich die lästigen nachtruhraubenden Simptome nie mehr ein.

Nach diesen Erfahrungen, welche ich noch um eine große Reihe von Krankengeschichten vermehren könnte, lag es auf der Hand, den MG. auch versuchsweise in Anwendung zu bringen bei wirklichen organischen Magenleiden verschiedener Art. Es durfte dies um so eher gewagt werden, als ja der Eingriff nicht direkt auf den leidenden Teil, sondern, wie bereits angegeben, stets nur im Epigastrium und am Herzgrübchen einzuwirken hat.

So wagte ich im Dezember 1892 bei einer 60-jährigen Frau, welche ein Jahr vorher wegen Magenblutungen, von einem Ulcus herrührend, von mir behandelt worden war, beim Auftreten eines heftigen Magenkrampfs den MG. und konnte wirklich in einer Sitzung den Schmerz beseitigen. In zwei Fällen, wo beginnender und entwickelter Magenkrebs diagnostiziert war, gelang es mir vielfach, die heftigen Magenschmerzen auf eine gewisse Zeit zu bannen, ohne dem Patienten den geringsten Schaden dadurch beizufügen.

Ich brauche kaum zu betonen, daß große Sorgfalt und individuelle Auswahl bei derartigen Krankheitsfällen einzig zur Berechtigung der Ausübung manueller Therapie befähigen und daß ein Mißerfolg nicht das Recht giebt, über die Methode, welche ich als die vorzüglichste zur Behandlung von Magenkrampf bezeichne, den Stab zu brechen.

Magenkatarrh.

Verdauungsstörungen und Dyspepsie, kurz alle diejenigen Magenkrankheiten, bei welchen eine Magenspülung angezeigt erscheint, behandle ich nach einer eigenen, mechanischen Methode, welche in vielen Fällen die Magenspülung durch Sonde und Heber überflüssig macht und deshalb hier beigefügt werden soll. Früh morgens lasse ich den Patienten nüchtern zwei, nach Umständen auch mehr, Gläser warmes Wasser mit pulverförmigem Karlsbader Sprudelsalz resp. einem anderen zuträglichen Brunnen, im Bett noch trinken. Sogleich hat sich der Kranke ganz flach auf den Rücken zu legen und 3 Minuten in dieser Lage zu verharren. Hernach dreht er sich auf die l i n k e S e i t e und bleibt wieder 3 Minuten in dieser Position. Bevor er zur nun folgenden B a u c h l a g e übergeht, nimmt er noch ein weiteres Glas der verordneten Flüssigkeit zu sich. Nach weiteren 3 Minuten folgt K n i e - e l l e n b o g e n l a g e 4 Minuten lang, und dann wendet sich der Patient auf die rechte Seite, um noch 10 Minuten lang in dieser Stellung zu verharren, bis er aufstehen und sich Be- wegung geben darf.

Es wird dem Leser gleich klar geworden sein, was ich mit diesem Verfahren bezwecke: ein vollständiges Bespülen aller Seiten des Magens und zum Schlusse ein rasches Ab- fließen des flüssigen Mageninhalts durch den Pförtner.

Ich glaube, daß durch das gewöhnliche „Auspumpen" des Magens besonders die oberen Partien des letzteren kaum je in so innige Berührung mit der verwendeten Flüssigkeit kommen wie bei meinem Verfahren, welches zudem sich durch Einfachheit und Annehmlichkeit gegenüber dem Aushebern auszeichnet. Beim brunnenmäßigen Trinken eines verordneten Mineralwassers aber, wobei der Kurant meist steht oder seine Spaziergänge macht, wird ganz sicher die kleine obere und gekrümmte Seite des Magens wenig oder gar nicht von der genossenen Flüssigkeit bespült.

Die Erfolge mit diesen „Magenkugelungen" sind denn auch sehr gute, gar mancher Patient hat sie schon dankend anerkannt, so daß ich gerne weitere Kreise mit meiner ein- fachen, natürlichen Magenspülungsmethode bekannt mache. Laien, welche dieselben auf eigene Faust versuchen, mögen dazu nur gekochtes Wasser von 40⁰ C nehmen, die Verord- nung von medikamentösen Beigaben oder Mineralwässern bleibe dem Arzte vorbehalten.

Mastodynie. Brustschmerz.

Lokal wohl, aber nicht ätiologisch, schließt sich der neur- algische Schmerz in der weiblichen Brustdrüse der Inter- kostalneuralgie an. Die erstere Affektion fußt meist auf Hysterie.

Es ist schon früher angegeben worden, wie gut sich die Brustdrüse zu Dehnung en masse eignet. Sitzt nun ein Ner- venschmerz in diesem Organ, so wird die ganze Mamma in die beiden Hände genommen, wie ein Kautschukring die Kreuz und Quere gedehnt und 20—30 Sekunden gestreckt erhalten mit bester Berücksichtigung der besonders schmerzhaften Stellen. Die Prozedur ist für die Patientinnen recht unangenehm, jedoch wohl wert, ausgehalten zu werden. wenn man bedenkt, daß der sonst so hartnäckige und lästige Schmerz zuweilen schon in der ersten Sitzung bezwungen wird.

Ich habe eine ganz alte Mastodynie in zwei Sitzungen so zur Heilung gebracht. Bei einem hysterischen Wanderschmerz, wo der Schmerz z. B. von der mechanisch behandelten Achsel auf die Brüste übersprang, genügten schon 30 Sekunden, den Schmerz wieder fortzuscheuchen.

Stets gelang es mir, den Schmerz in der Brustdrüse bei allen mir zur Beobachtung gekommenen Fällen vollkommen und auffallend rasch durch Dehnung en masse zu heilen.

Ein Fall, wo wegen vorhandener harter Knoten in der Brustdrüse bereits an Krebs gedacht worden war und wo die Schmerzen gleich heftig in beiden Brüsten tobten, brauchte eine längere Kur. Jedesmal wich der Schmerz der Behandlung, trat aber nach einigen Tagen wieder auf, so daß die kranke Drüse und Haut mehrere Wochen lang, allerdings immer nur nach längeren Intervallen, in Kur genommen werden mußte.

Menstruationsschmerzen.

Die heftigen, äußerst · quälenden Schmerzen, welche gar viele Damen jeweils beim Eintritt der Periode fast zur Verzweiflung bringen und die oft der Grund von sogenannten hysterischen Leiden sind, können manchmal rasch und gründlich beseitigt werden durch einen dem MG. (s. diesen) ganz analogen Griff in der Gegend der Gebärmutter und der Eierstöcke. Der Griff muß, trotz Einsprache der Patientin, energisch und tief einsetzen und lange ausgehalten werden. Eine Wiederholung nach etwa 5 'Minuten Pause ist sehr angezeigt.

Wenn dieser Dehn- und Druckgriff nicht genügt, so muß das Beklopfen der Kreuz- und Steißbeingegend in schon mehrfach angegebener Weise (s. Lumbago) vorgenommen und mehrmals wiederholt werden. Die als Unterlage dienende Hand soll fest am Kreuzbein aufliegen und die Hammerschläge mit der Faust müssen rasch und kurz sein, so daß Pat. das Gefühl hat, die Schläge durchdringen das ganze Becken.

Migräne.

Das Wesen des halbseitigen Kopfschmerzes wird von Benedikt[1]) als sensorielle Algopathie mit Hyperäthesie des Sensoriums, Überempfindlichkeit gegen Licht und Schall, definiert; die peripheren Schmerzen bezeichnet er als projizierte; woher sie aber fortgeleitet sind, darüber erfahren wir seine Ansicht nicht. „Über die direkten und näheren Ursachen der Hemikranie wissen wir so gut als gar nichts, und es ist wohl geratener, diese Unwissenheit von vornherein zu bekennen, als nach weitläufigen Umwegen zu demselben Resultate zu gelangen", sagt Eulenburg[1].

Diesem ehrlichen Bekenntnisse müssen, wir uns leider auch noch heute teilweise anschließen; dagegen ist unbestreitbar so viel richtig, daß dem einzelnen Anfalle selbst Störungen im vasomotorischen Centrum zu Grunde liegen müssen. Reizungen, die auf dem Wege des Vagus und Sympathicus bei den einen Blutgefäßkrampf, bei anderen Lähmungen und Erweiterungen der Kapillargefäße hervorrufen. Im ersteren Falle haben wir das blasse Gesicht, verminderte Temperatur und weite Pupille auf der ergriffenen Seite, im zweiten Falle gerötetes Gesicht, erhöhte Temperatur und enge Pupille.

Du Bois-Reymond, welcher an sich selbst Beobachtungen über Migräne anzustellen Gelegenheit hatte, warf zuerst die Theorie auf, daß der anhaltende Krampfzustand der glatten Gefäßmuskeln selbst es sei, der als schmerzhaft empfunden werde, nach Analogie der Gebärmutterzusammenziehungen bei Wehen und des Wadenkrampfs beim quergestreiften Muskel. Eulenburg dagegen ist der Ansicht, die Schwankungen in der arteriellen Blutzufuhr, die temporäre Blutleere und Blutüberfüllung der betreffenden Kopfhälfte, mit

---

1) Benedikt, Klinische Zeit- und Streitfragen. Über Neuralgien und neuralgische Affektionen und deren Behandlung. Wien und Leipzig, Wilhelm Braumüller, 1892.

2) v. Ziemssen, Handbuch der Krankheiten des Nervensystems. Bd. II. 1875. S. 8.

anderen Worten, die plötzlichen Veränderungen der Öffnungen der die Empfindungsnerven umspülenden Blutgefäße, seien das Moment, durch welches die Empfindungsnerven in den intensiven Erregungszustand versetzt werden, auf welchen sie mit Schmerz reagieren.

So viel steht fest, daß vasomotorische Nerven, welche dem Sympathicus — Plexus vertebralis und caroticus — entstammen, eine Hauptrolle beim jeweiligen Migräneanfall spielen.

Schnetter macht auf die anatomischen Verhältnisse im Gehirn aufmerksam, insbesondere auf den Umstand, daß im Sinus cavernosus eingebettet liegen: die von sympathischen Nervenfasern umsponnene Carotis interna, der erste Ast des Trigeminus und nur ein sehr kurzes Stück des zweiten Astes desselben Nerven. Wenn hiezu noch berücksichtigt wird, daß der Sinus selbst keine kontraktilen, elastischen Wandungen besitzt, ein vermehrter nervöser Druck daher die von ihm eingeschlossenen Teile besonders treffen muß, erscheint es begreiflich, daß der erste Ast des Drillingsnerven so sehr vom Migräneschmerz bevorzugt wird.

Um der Indicatio causalis bei unserer Krankheit etwelchermaßen Genüge leisten zu können, müssen wir doch das Wesen und die Entstehung derselben so viel wie möglich zu ergründen suchen. Vorerst ist zu konstatieren die ausgesprochene Divergenz der Ansichten der Autoren in Bezug auf Erklärung der Entstehungsursache sowohl der Krankheit als solcher, wie des einzelnen Migränefalls. Während von den einen der Genitalapparat (insbesondere der weibliche) und von den anderen die Verdauungsorgane beschuldigt werden, schreiben Hack und seine Anhänger wiederum der Nase mit ihrem Rassentypus (erbliche Anlage) ihren Erkrankungen die Hauptschuld zu. Die neuesten Autoren vertreten mehr die Ansicht, daß Migräne eine angeborene Krankheit sei, so sagt Moebius:

„Die Krankheit Migräne ist gewöhnlich eine Form der ererbten Entartung. Sie entsteht in der großen Mehrzahl der Fälle durch gleichartige Vererbung und ist eine krankhafte Veränderung des Gehirns (hemicranische Veränderung), vermöge deren der Kranke bald ohne nachweisbare Veranlassung, bald auf diese oder jene Veranlassung hin, Migräneanfälle bekommt."

Mit der Annahme einer Prädisposition ist ungefähr gleich viel erklärt wie mit derjenigen von erblicher Belastung; wir kennen hier so wenig wie dort die zu Grunde liegenden feinsten anatomischen und physiologischen Substrate. Der Begriff beruht in beiden Fällen auf einer Voraussetzung, welcher allerdings tausendfältig Erfahrung zu gute kommt.

Nehmen wir vorläufig an, es sei zur Entstehung des Krankheitsbildes Migräne eine gewisse Prädisposition notwendig. Ist bei einem Menschen Veranlagung zur Hemikranie vorhanden, so entsteht, meiner Erfahrung nach, der Anfall selbst immer infolge einer Nervenerschütterung, die zur Erzeugung der ersten Attacken recht intensiver Art ist, während für spätere Anfälle schon leichtere Insulte genügen. Die Nervenerregung kann psychischer oder körperlicher Natur, tief empfunden oder vergessen, erkannt oder übersehen worden sein, immer aber ist sie das Primäre. Genaue Nachforschungen in jedem einzelnen, besonders frischen, Falle werden die Richtigkeit meines Ausspruchs bestätigen.

Daß die Geschlechtssphäre, beim Weibe besonders, eine hervorragende Rolle spielt im Kapitel Nervenerregung, muß jeder Kundige von vornherein zugestehen, darum wird Migräne so häufig als Symptom der Hysterie angegeben. Erkrankte Organe sind nervöser Erschütterung viel mehr ausgesetzt und leichter· zugänglich, deshalb ist Hemikranie so oft Begleiter von Krankheiten des Magens, des Genitalapparats u. s. w. Ein post-propter Schluß ist aber deshalb durchaus nicht zulässig.

Die Nervenerschütterung, welche die nächste Ursache eines Migräneanfalls bildet, ist in weitaus der Mehrzahl der Fälle, im Beginne der Erkrankung wohl immer, eine deprimierende. Als depressiv. „in negativem Sinne erregend", sehe ich an ebensowohl unangenehm empfundene Opposition gegenüber einem starren Willen als Belastung des Magens mit Table d'hôte-Essen und Alkohol. Rasche und lange Zeit fortgesetzte Wiederholungen desselben Insults schaffen allmählich Produkte, wie wir sie ähnlich beim chronischen, nervösen (allgemeinen) Kopfschmerz kennen gelernt haben: Ausschwitzungen, besonders in der Nähe der Austrittsstellen von kleinen Hautnervenstämmchen in der behaarten Kopfhaut, Muskelknötchen und Verdickungen der Muskelansätze, namentlich wenn die Occipitalnerven Sitz des Schmerzes sind, und vergrößerte Lymphdrüsen. **So wird schliesslich die Disposition geschaffen.** Das Individuum ist nicht immer nur von Haus aus zur Migräne veranlagt, es wird nach und nach dazu präpariert. Jetzt kann ausnahmsweise auch eine Erregung indifferenter oder sogar freudiger Natur denselben Effekt haben wie anfänglich eine niederdrückende.

Für das, was der Mensch nie empfunden hat, fehlt ihm der Begriff; wer nie an Hemikranie litt, dem wird schwer verständlich zu machen sein, wie ein deprimierender Affekt so heftigen und andauernden Kopfschmerz erzeugen kann; erinnert er sich aber daran, daß ein plötzlicher Schreck oftmals einem in die Glieder zu fahren pflegt, und an das Gefühl, welches man dabei empfindet, so wird er vielleicht daraus ableiten können, wie eine Nervenerschütterung bei zartbesaiteten, nervösen Individuen intensive Störungen im Nervensystem hervorzurufen vermag.

Die Radikalkur der Migräne besteht in Abhärtung des Gesamtnervensystems gegen die allzu leichte Erschütterbarkeit. Dazu gehört aber in allererster Linie ein Neuaufbauen des ganzen Körpers auf anderer Basis, Zurückkehren zur alten einfachen Lebensweise, rauher Kost, bestehend aus Hafermus, Milch, Eiern, Gemüsen, Obst, wenig Fleisch und gar kein Alkohol; denn was der Mensch ißt, das ist er. Dabei viel Beschäftigung im Freien, Gartenarbeit und abhärtende hydropathische Prozeduren, Rudern, Schwimmen und Baden, kurz dieselbe Behandlung, wie wir sie bei Hysterie (s. diese) vorgeschlagen und begründet haben.

Da wir gefunden haben, daß alle erkrankten Organe leichter erregbar sind und so zu Einfallspforten der Krankheit werden können, so ist es für den Arzt selbstverständlich, dieselben so viel als möglich wieder zur Norm zurückzubringen zu suchen, wobei ich aber warnen möchte vor Lokalbehandlung des weiblichen Genitalapparates wegen Bagatellesachen. Endlich ist es sehr angezeigt, die Produkte, welche der chronische Kopfschmerz an Ort und Stelle gesetzt hat, aufzusuchen und durch sorgfältige, lange fortgesetzte Massage und E. zu beseitigen.

Der Migräneanfall selbst ist der mechanischen Therapie sehr zugänglich; je früher der Arzt gerufen wird, desto besser sind die Aussichten, denselben zu unterdrücken, ist das ganze Nervensystem schon in höchster Erregung, dann ist gewöhnlich schon deswegen wenig zu machen, weil der Kranke meist stumpf daliegt und sich oft nicht einmal mehr anrühren lassen will.

Zuerst werden die einzelnen Symptome analysiert, die am meisten verstimmten Organe aufgesucht. Ganz gewöhnlich ist der Magen stark alteriert, Brechreiz und Übligkeit fehlen selten. Umbekümmert um die Theorien der Gelehrten, die Übligkeit rühre von Blutdruckdifferenzen im Gehirn selbst her (du Bois-Reymond), muß der Magen lokal in Bearbeitung genommen werden. Kreuz- und Querdehnungen im Epigastrium auf bloßer Haut, wie sie in Fig. 13 und Fig. 14 vorgeführt und bei Behandlung des Magenkrampfes näher beschrieben wurden, bilden gewöhnlich die Einleitung. Bei deutlichen Anzeichen von Ergriffensein des Genitalsystems müssen ähnliche Dehnungen in der Regio hypogastrica vorangehen. Dauer der Manipulation je 2 Minuten.

Die Bauchaorta zu komprimieren, nach dem Vorgang von H. Weiß in Wien, fühlte ich mich nie veranlaßt; ein so tiefer Druck in der Bauchgegend ist den Patienten stets sehr unangenehm, und nach Angabe des Autors selbst hat er mit seinem Verfahren ja nur eine Wirkung auf die Migräne hervorgebracht, solange der Druck ausgeübt wurde.

Meine Handgriffe werden alle beim ohnehin sehr empfindsamen Kranken sehr sanft und schonend gemacht, um ja keine unangenehmen Sensationen hervorzurufen.

Nach ganz kurzer Pause folgt die Elevation des Zungenbeins (s. S. 29 und Fig. 8, 9 und 10) nach den beim ZBG. angegebenen Regeln und Kautelen. Dieselbe dauert 1 bis 1 $^1/_2$ Minuten, d. h. so lange, bis der Patient angiebt, Brechreiz und Übligkeitsgefühl seien vollkommen beseitigt, ein Resultat, das in jedem Falle zu erreichen ist.

Nun geht es erst an die Behandlung des Kopfes selbst. Ist das Gesicht gerötet, turgesciert, die Augenbindehaut blutüberfüllt, die Pupille verengt, pulsiert die Schläfenarterie sichtbar und ist die Temperatur der kranken Seite erhöht, kurz, haben wir es mit der auf Gefäßnervenlähmung beruhenden Form der Migräne zu thun, so wird dem ZBG. direkt angeschlossen das R. (Fig. 5). Sobald über Schwindel oder Schlafgefühl geklagt wird, spätestens aber nach 2 Minuten, bringt man sanft und leicht den Kopf wieder in Normalstellung oder legt ihn aufs Kissen und gleitet langsam mit den Händen ab. Gewöhnlich wird jetzt schon der Patient freudig eine bedeutende Erleichterung, vielleicht bereits gänzliches Beseitigtsein des Schmerzes verkünden.

Wenn der Kranke ein Rückwärtsbiegen des Halses nicht verträgt oder recht unangenehm empfindet, ersetze ich den Streckgriff durch den KStG. Sanftes Anfassen und leichtes

Ausführen der Manipulation wird von den gewöhnlich über-
reizten Kranken besonders dankbar vermerkt. Oft bleiben nach
diesen kombinierten Handgriffen noch empfindliche Stellen in
der Augenbrauengegend oder im Genick zurück. Dann ist E.
am Platze. Am Nacken soll in der Regel angefangen und
nicht nur die Haut allein, sondern die ganze erreichbare unter-
liegende Muskulatur gefaßt, gleich einem Kautschukschlauch
gedehnt und 20—30 Sekunden lang in Extension erhalten
werden. Übung und feines Gefühl bringen es dazu, diese
Prozedur nicht zu einem lästigen oder gar schmerzhaften Eingriff zu gestalten. An Augenbrauen und Stirn, welche hernach an
die Reihe kommen, macht man Längs-, hie und da auch Quer-
falten, faßt sie zwischen die Finger, Daumen und Zeigefinger,
Mittel- und Ringfinger zugleich und dehnt und streckt, als
wäre ein Gummirohr auszuziehen. S. Fig. 11. Meist genügt
aber die E. mit den flach aufgelegten, einander gegenüberge-
stellten Daumen. Da beim Hemikranieanfall die Stirnhaut besonders oft überempfindlich ist, muß bei der Hautdehnung
immer recht schonend zu Werke gegangen werden. Zum
Schlusse wirkt eine sanfte Effleurage mit den Daumen oder
beiden Händen, vom oberen Augenhöhlenrand nasal- und
schläfenwärts ausgeführt, sehr wohlthuend.

Wenn der Schmerz, was ja gewöhnlich der Fall ist, besonders stark die Augäpfel berührt, müssen die Augengriffe
(s. diese), namentlich der sanfte Augendruckgriff und leichte
Achsenverschiebungen vorgenommen werden. Auch die P.
wird sehr oft recht wohlthuend empfunden.

Ist der Schmerz der kombinierten Behandlung samt E.
nicht völlig gewichen, so kehrt er unfehlbar in kurzer Zeit
wieder; oft tritt diese Fatalität auch ein, nachdem die Schmerz-
haftigkeit längere Zeit ganz beseitigt war, ja es giebt Fälle,
wo der Schmerz nach einer kleinen Ruhepause mit doppelter
Heftigkeit sich von neuem einstellt. Ich wiederhole daher in
allen Fällen, wo nicht nur ein Gefühl der Müdigkeit und des
Zerschlagenseins in den affizierten Teilen, sondern leiser Schmerz
zurückgeblieben ist, nach 7—10 Minuten KStG. und E., resp.
Effleurage, bis ich durch den Patienten in Erfahrung gebracht
habe, daß der Kopf nun ganz schmerzfrei sei.

Bei der mit Gefäßkrampf einhergehenden Form der Migräne,
wo wir blasses Gesicht, verminderte Temperatur auf der kranken
Seite, hie und da erweiterte Pupille und strangartig harte

Schläfenarterien vorfinden, gestaltet sich die Prozedur folgendermaßen:

E. der Unterbauch- und Magengegend während je 2 Minuten.
ZBG. 90 Sekunden lang, darauf Kopfbeuge- oder Knick-
griff, Augengriff und P. oder Drehgriff (Torsio) nach
der der kranken entgengesetzten Seite.

In den Fällen, wo der Arzt erst gerufen wird, wenn der
Schmerz bereits im höchsten Grade tobt und der Kranke sich
kaum berühren lassen will, oder wo die Manipulationen erfolglos
angewendet werden, greife ich noch lange nicht zu Antipyrin,
Phenacetin, Antifebrin oder gar zur Morphiumspritze, sondern
gebe dem Gequälten eine kleine Krücke in die Hand, die
wenigstens palliativ Gutes leistet. Das Instrument, welches ich
Kopfgürtel benenne, beruht auf dem Prinzip der Nervendehnung. — Bekanntlich wird von den meisten Kranken dieser
Kategorie instinktiv schon Druck auf die ergriffenen Partien
als lindernd und wohlthuend herausgefunden, darum bindet sich
fast jeder ein Tuch fest um den leidenden Kopf. Bedeutend
wirksamer noch ist die Dehnung der Haut mit gleichzeitiger
Anwendung hydropathischer Prozeduren, wie sie der Kopfgürtel,
der an Fig. 13 ersichtlich ist, ermöglicht. Drei Pelotten von Filz,
mit feinem, weichem Badeschwamm gepolstert, sind leicht ver-
stellbar an einem elastischen Gürtel befestigt, welcher letztere
durch eine Klappschnalle fixiert werden kann. Nachdem die
Schwämmchen mit heißem oder kaltem Wasser — je nach der
Anzeige für den betreffenden Fall — durchtränkt worden sind,
setzt man sie an Stirne oder Schläfe derart auf, daß der leidende,
zu dehnende, Hautbezirk in die Mitte zwischen zwei Pelotten genommen wird, den Gürtel schlingt man ums Haupt, zieht ihn
so fest an, als es angenehm erscheint, und klappt die Schnalle
zu. Beim Anziehen des elastischen Gürtels dehnt sich die
Haut zwischen den Pelotten sichtbar und fühlbar aus. An-
genommen, der Schmerz sei besonders intensiv in der rechten
Oberaugenlidgegend, so kommt die erste Pelotte auf Stirnmitte
die zweite an den rechten Stirnrand, die dritte auswärts von
der Schläfe an den Haarsaum zu liegen. Ist die Temperatur
der Schwämmchen nicht mehr angenehm, so benetzt man dieselben wieder aufs neue und drückt sie so aus, daß beim Anziehen des Bandes kein Wasser herabträufelt. Bei heftigen
Schmerzen auf dem Scheitel habe ich schon oft die Kranken
den Gürtel um Scheitel und Kinn legen lassen, er wird auch

so ganz gut ertragen und leistet seine schmerzerleichternden Dienste.

An Hand von einer Anzahl Krankengeschichten wollen wir nun sowohl die Behandlungsmethode im speciellen Falle wie auch die Leistungsfähigkeit der manuellen Therapie bei Migräne darzulegen suchen.

Fr. D. B., 29 Jahre alt, aus tuberkulöser Familie stammend, schwächlich und häufiger Migräne unterworfen, ruft mich am 12. April 1893 in ihr Haus. Sie hatte infolge eines kleinen Ärgers seit gestern heftige, rechtseitige Hemikranie ohne Unterbrechung, der Schmerz steigert sich, da es gegen Abend geht (4 Uhr) und würde nach vielfachen Erfahrungen erst bis nächsten Morgen aufhören unter der Voraussetzung eines guten Schlafs in der folgenden Nacht. Es ist ihr beständig übel, sie genießt gar nichts und verlangt dringend ein Mittel gegen den unausstehlichen Schmerz.

Ich lasse die Kranke sich mir gegenüber auf einen Stuhl setzen, die Kopfbinde wegnehmen und die Magengegend entblößen, sage ihr, es handle sich um eine genauere Untersuchung. Es liegt die mit Gefäßlähmung verbundene Form der Migräne vor. Ich beginne mit Querdehnungen in der Magengrube, denen einige Längsdehnungen folgen; nach 2 Minuten kommt Hebung des Zungenbeins an die Reihe, welcher nach weiteren 90 Sekunden — stets unter Kontrolle der aufgelegten Uhr — gleich R. ebenso lange Zeit angeschlossen wird. Beim Aufrichten des Kopfes erhalte ich den letztern, indem ich mich hinter die Kranke begebe, noch 1 Minute in KStG. und endige mit drei Effleuragestrichen über der Stirn, nach 6 Minuten, die ganze Manipulation. Freudestrahlend erklärt die Kranke sofort, nun fühle sie sich ganz frei im Kopfe, sie habe gar keine Schmerzen mehr; wenn es nur so bleiben würde! 10 Minuten später wiederhole ich den KStG., wiewohl Patientin ganz schmerzfrei geblieben, um einer Rückkehr der Migräne vorzubeugen. Die Kranke bekam keine Spur von Kopfschmerz mehr und ist gesund geblieben bis heute, 4 Monate nach dem Anfall.

H. M., Witwe, 45 Jahre alt, Wirtin, leidet seit mehr als 20 Jahren an Migräne, welche sich in unregelmäßigen 4—6-wöchentlichen Intervallen einstellt. Am 15. Nov. 1889 nachmittags treffe ich sie in einem sehr heftigen Anfall, der bereits seit früh morgens gedauert hat. Gegen mein Anerbieten, ihr den Schmerz nur mit Zuhilfenahme meiner Hände entfernen zu wollen, zeigt sie sich sehr skeptisch. Wir haben es mit derselben Form wie oben zu thun. Zweimal innerhalb $\frac{1}{4}$ Stunde ZBG. mit nachfolgendem R. ausgeführt beseitigt die Migräne gründlich. 3 Monate später sehe ich die Patientin wieder, sie macht mir die Mitteilung, die Migräne hätte sich seither nicht mehr eingestellt, wiewohl sie nach früheren Erfahrungen wenigstens zweimal in diesem Zeitraum zu erwarten gewesen wäre, sie werde mich übrigens bei der nächsten Attacke sofort rufen lassen. Dies geschah am 15. März 1890. Erste Sitzung vormittags 11 Uhr ZBG. und R. mit absolutem Erfolg. Abends

Kontrollvisite, wo ich erfahre, daß trotz vieler aufregender Arbeit sich keine Spur von Schmerz mehr gezeigt habe; ich schließe prophylaktisch eine zweite Behandlung an.

Da die Frau sich später auswärts verheiratete, verlor ich den Fall aus dem Gesichte.

R. E., in S., 41-jährige Witwe. Hochblonde, sehr nervöse Frau, welche in unregelmäßigen Intervallen, meist aber zur Zeit der Periode — i. e. vor, während oder nach derselben — bei Überarbeitung und Aufregungan Migräne und Clavus hyst. leidet. Am 18. Febr. 1890 komme ich in ihre Wohnung und finde sie mit stark gerötetem Gesicht, thränenden Augen und verbundenem Kopf über sehr heftige linksseitige Hemikranie an Stirn und Scheitel klagend. ZBG. und KStG. $1\frac{1}{2}$ Minuten lang, während der Manipulation ruft Patientin aus: „Jetzt ist der Schmerz auf die andere Seite übergesprungen!" Es zeigt sich wirklich ein ausgesprochener Clavus. Das Verfahren wird wiederholt; während des Ausklingens der Schmerzen stellt sich Schwindel ein, der bald von selbst wieder vergeht. Nach 7 Minuten Repetition der Handgriffe. Der Schmerz ist von der Bildfläche vollständig verschwunden. Später hatte ich noch mehrmals Gelegenheit, bei derselben Person nervöse Kopfschmerzen und eigentliche Migräne stets nur durch Handgriffbehandlung auszuschalten.

St. E., 41 Jahre alt, Hauspatientin, leidet schon lange Zeit an typischer Migräne. Am 10. August 1889 starker Anfall, der bei meinem Eingreifen etwa 1 Stunde schon gedauert hatte. ZBG. und KkG. $1\frac{1}{2}$ Minuten lang: aller Schmerz sogleich behoben. Patientin, welche im Kapitel Migräne wohl bewandert ist, erklärte, sie hätte das bestimmte Gefühl gehabt, der Schmerz erscheine wiederum in altbekannter Weise, wo er alsdann vor 24 Stunden nicht aufzuhören pflegte. Nach der Manipulation hat sie im leidenden Kopfgebiet eine Empfindung, wie wenn sie einen Backenstreich bekommen hätte. Während dreimonatlichen Aufenthalts in meinem Hause konnte die Hemikranie jedesmal im ersten Auftreten weggeschoben werden.

Fr. A. D., 48 Jahre alt, Hausfrau und langjährige Migraenica. Am 30. Aug. 1889 angioparalytische Form der Hemikranie besonders in Gegend der rechten Orbita. Zweimal ZBG., aller Schmerz konzentriert sich aufs Auge; noch zweimalige Wiederholung derselben Prozedur; die Migräne schwindet ganz, und der Schmerz springt über in die Fingerspitze des rechten Mittelfingers. Nachher 1 Stunde lang Wohlbefinden. Damals übte ich meine übrigen mechanischen Methoden noch nicht. Im Januar 1893 kam ich bei derselben Dame wieder zu einem heftigen Migräneanfall, den ich mit der kombinierten Behandlung rasch zum guten Abschluß brachte.

Fr. J. E. v. B., Witwe, 47 Jahre alt, Hauspatientin, hat eine lange Leidensgeschichte mit vielen durch Migräne getrübten Tagen hinter sich. Sie giebt an, sie sei in ihrer Vaterstadt unter den Ärzten bekannt als eine der schwersten Formen von „Lähmungsmigräne". Während 3 Monaten hielt sie sich zur Behandlung in meinem Hause auf. Bei leichteren Anfällen, und sobald ich frühzeitig genug eingreifen konnte, war es mir stets möglich, den Schmerz zu bannen; schon nach 1 Minute ZBG. mit R. konstatiert die Kranke Schmerznachlaß. Manchmal kehrte das Leiden schon nach $^{1}/_{2}$ Stunde wieder, um der erneuerten Prozedur sogleich aufs schnellste zu weichen. Die schweren Attacken, welche sich ganz gewöhnlich in der Nacht um 2 Uhr einstellten, trotzten meiner damals geübten Behandlungsweise.

Fr. W. M., Hausfrau, 44 Jahre alt, leidet seit mehr als 20 Jahren an Migräne, welche Verdickungen in der Halsmuskulatur, beulenartige Anschwellungen an der oberen und unteren Nackenlinie und hanfkorngroße Knötchen am Haarsaum hervorzubringen vermochte. Die Attacken werden, wenn ich rechtzeitig dazu komme, in kombinierter Methode behandelt, die pathologischen Veränderungen an Hals und Kopf wegmassiert. Jetzt ist die Migräne sozusagen besiegt, hie und da einmal stellt sich, besonders bei Erkältungen, nur noch gewöhnliches Allgemeinkopfweh ein.

Frl. S. E., 40 Jahre alt, ist der Migräne sehr unterworfen gewesen. Seit $1^{1}/_{2}$ Jahren bearbeite ich in großen Zeitabständen ihre Halslymphdrüsen und Muskelknoten mit dem Erfolg, daß nun seit langer Zeit gar keine heftigen Anfälle mehr kommen. Sie kann jetzt wohl als geheilt betrachtet werden. Ihren letzten Migränefall beseitigte ich rasch und dauernd um Neujahr 1893 durch KkG. allein, Patientin hatte damals ein sehr blasses Ansehen während der heftigen Schmerzen, es handelte sich um krampfhafte Form der Migräne. Da die Produkte chronischer Reizung der gefäßumspinnenden Nerven beseitigt sind, braucht es schon einen heftigen Insult, einen Migräneanfall wieder hervorzurufen.

Fr. J. M., 33 Jahre alt. 14 Tage nach dem Wochenbett läßt mich die Frau nachts um 12 Uhr holen, weil sie es vor heftiger Migräne nicht mehr aushalte, sie glaubt einen Hirnschlag zu bekommen.

Die Frau hatte früher sehr oft Migräneanfälle und seiner Zeit ganz besonders fürchterliche Schmerzen gehabt im linken Augapfel, welcher wegen einer Geschwulst im Augenhintergrund (Melanom) vor 2 Jahren von Prof. Haab herausgenommen werden mußte. Die rasenden Schmerzen im erkrankten Augapfel konnten damals nur, aber auch jedesmal rasch und sicher durch KStG. beseitigt werden.

Ich treffe die Frau jammernd und stöhnend im Bette mit hochgerötetem Gesicht, eine kalte Kompresse auf der Stirn. Hauptschmerzen im Genick und Scheitel, zuerst wird Halsdehnung vorgenommen; nachher KStG. 2 Minuten lang, gleich bedeutende Besserung konstatiert und nur noch ein Druckgefühl auf der Scheitelhöhe angegeben. P. sehr wohlthuend empfunden, beseitigt auch dieses Symptom. Nach 5 Minuten werden die sämtlichen Prozeduren nochmals wiederholt, worauf Patientin ihr vollkommenes Wohlbefinden rühmt.

Zur Beruhigung für die Nacht werden der Kranken noch zwei Phenacetinpulver in die Hand gegeben. Am anderen Morgen um 9 Uhr treffe ich die Frau bei der Hausarbeit, sie hat, ohne wieder Schmerzen zu bekommen, gut geschlafen und empfindet nur noch einen leisen, dumpfen Scheitelschmerz, den sie wenig mehr beachtet. Pulver hat sie keines genommen.

Kopfdruckgriff beseitigt noch den Rest des Schmerzes, der seither nicht wiederkehrte.

Hiermit will ich die Kasuistik, welche ich noch durch eine Reihe von Fällen vermehren könnte, abschließen und meine Erfahrungen in mechanischer Behandlung der Migräne in folgendem zusammenfassen:

Der Migräneanfall kann in der Mehrzahl der Fälle durch meine Handgriffe vollkommen und dauernd beseitigt werden.

Der Arzt hat die zwei Hauptformen auseinanderzuhalten und danach die oben beschriebenen Manipulationen zu wählen und durchzuführen. Es giebt aber bisweilen Formen, welche nicht sehr scharf ausgeprägt sind; hier ist dem Behandelnden oft der Kranke selbst der · beste Wegleiter. Wenn eine Prozedur den Kopfschmerz ausgesprochenermaßen erhöht, muß sie aufgegeben und dasjenige Verfahren eingeschlagen werden, welches den gegenteiligen Effekt auf die Cirkulationsverhältnisse im Schädelraume ausübt. Die verschiedenen Handgriffe müssen in angegebener Reihenfolge kombiniert und erheblich länger ausgeführt werden als bei gewöhnlichem Kopfweh, auch sind Wiederholungen derselben fast immer notwendig.

Zur Radikalheilung der Migräne auf mechanischem und hygieinischem Wege gehört in erster Linie jedesmaliges sofortiges Ausschalten des Anfalls, sobald er sich zeigt, in zweiter Linie Entfernung der Krankheitsprodukte durch Massage, eventuell Behandlung krankhafter Organe, welche als Einfallspforten dienen könnten, und vor allem eine Regeneration des ganzen Nervensystems auf anderer Basis durch einfache, nicht verfeinerte Diät und Lebensweise und rationelle Abhärtung des ganzen Körpers.

Neuralgien. Nervenschmerzen.

Wir haben bereits beim akuten und chronischen Kopfschmerz, bei Rippen-, Hüftweh u. s. w. Neuralgien zu besprechen gehabt, sind ja im Grunde doch alle Schmerzen, welche wir verspüren, durch Nerven vermittelt; der Sprachgebrauch unterscheidet aber noch eine Anzahl von Schmerzen gewisser Körperteile speciell als Neuralgien, und da dieselben in [der Praxis eine große Rolle spielen, müssen wir, uns dem bestehenden Usus anschließend, dieselben noch extra behandeln. Besonders häufig sind die Neuralgien des Drillingsnerven (Trigeminus), der seine 3 Äste im Gesicht ausbreitet. Der I. Ast versorgt die Stirnhaut bis zur Augenlidspalte, der II. Wange, Schläfe und Oberkiefer, der III. innerviert einen etwa 4 cm breiten Hautstreifen, der vom Scheitel, am Ohr vorbei, bis zum Kinn reicht, und besorgt nebenbei auch das Zahnweh in den Zähnen, des Unterkiefers.

Die bekanntesten und häufigsten Schmerzen des dreigeteilten Nerven, welche nach Obgesagtem im II. oder III. Ast sich abspielen können, sind die Zahnschmerzen.

Erkältungen, chemische und mechanische Reize sind imstande, nach ihrem Erlöschen noch lange Zeit die Zahnnerven in Revolution zu erhalten. Ein Tropfen kalten Wassers kann die Ursache zu tagelangem Zahnweh abgeben.

Eine ganz unbedeutende Erschütterung des Nervensystems vermag aber auch wieder die Nervenschwingungen zur Ruhe zu bringen, daher in diesen Fällen die Brillantleistungen der Hypnose wie die Zauberwirkung zahnärztlicher Wartezimmer. Einfacher, sicherer und dauernder aber besorgt die Ruhestellung des nachzitternden Nervs das R. allein oder in Verbindung mit dem ZBG.

Zu Dutzenden zählen die Fälle, in welchen ich durch mein Verfahren den Zahnschmerz bannte; bei Kindern ist die Wirkung besonders prompt und ich wage fast immer aus dem Effekt die Differenzialdiagnose auf nervösen oder Caries-Schmerz zu stellen.

Krankengeschichten vorzuführen, hätte wenig Wert, doch möchte ich darauf hinweisen, daß bei den nervösen Zahnschmerzen Schwangerer in erster Linie an meine mechanische Behandlungsmethode gedacht werden muß. In einem solchen Falle, wo die heftigsten Zahnschmerzen während 3 Wochen unaufhörlich gewütet und Zahnarzt wie Quacksalber nicht geholfen hatten, gelang es mir, mit ZBG. und folgendem R. den rasenden Schmerz in 2 Minuten zu besänftigen, so zwar, daß die Kranke gleich den ganzen Tag schmerzfrei blieb und nach zwei weiteren Sitzungen die nervösen Zahnleiden verschwunden waren.

Bekanntlich tragen Gravide meist ihre Nervenzahnschmerzen mit stoischer Resignation, weil sie glauben, die Medizin kenne kein Mittel, ihnen dieselben abzunehmen. Wenn, wie ich hoffe, sich mein Verfahren bald überall eingebürgert hat, wird auch bei diesen Geplagten der Glaube an die ärztliche Kunst wieder neu aufleben.

ZBG. und Zurücklegen des Kopfes üben aber schmerz-lindernde und schmerzaufhebende Wirkung aus nur auf den III. und II. Ast des dreigeteilten Nerven, während der I. Ast durch diese Manipulationen sehr selten erreicht wird.

Als besondere Art der Neuralgie spielen eine wichtige Rolle die Nervenschmerzen des oberen und unteren Augen-höhlennervs (Neuralgia supra- und infraorbitalis). Die Gesichtsschmerzen sind entweder andauernd (kontinuier-lich) oder sie treten intermittierend in regelmäßigen Perioden von 4, 6 und mehr Stunden Dauer auf. Die Schmerzen im II. Trigeminusast traten zur Zeit der Influenza besonders heftig und häufig auf, zeigten aber alle einen intermittierenden Cha-rakter. Erschienen die Patienten zur Zeit des Schmerzanfalls, so war der Erfolg des kombinierten Zungenbeingriffs und Redressements ein absolut sicherer.

Im Januar 1890 kamen aus einem benachbarten Orte Mann und Frau von 29 resp. 26 Jahren miteinander zur Behandlung wegen Gesichtsschmerzes nach Influenza. Ohne Antipyrin und Phenacetin konnten die heftigen Schmerzen jedesmal sofort mechanisch beseitigt und in 3 Sitzungen zur völligen Heilung gebracht werden.

Eine 60-jährige Bäuerin, welche im Februar 1890 bei mir Hilfe suchte wegen Infraorbitalneuralgie, die bereits 3 Tage gewütet hatte, behandelte ich am 16. Februar dreimal, der Schmerz verschwand bis zum 18. früh, nach weiteren zwei-maligen Manipulationen in einer Sitzung war sie frei von Schmerz und blieb dauernd geheilt.

Den Einwand, die Kranken wären vielleicht auch in der-selben Zeit ohne alle Mittel gesund geworden, kann ich nie-mals gelten lassen; nach demselben Raisonnement müßte dem wohl angesehenen Antipyrin, Phenacetin, Antifebrin u. s. w. dann ebenfalls jede Wirkung auf Abkürzung des Krankheits-verlaufes von Neuralgien abgesprochen werden, und kein Krittler vermag über die Thatsache hinwegzukommen, daß meine Manipulationen den akuten Schmerz sozusagen ausnahmslos in wenigen Minuten zu bannen vermögen. Ich ziehe wohl die richtige Konsequenz, wenn ich sage, die Heilung kommt da-durch so rasch zustande, daß man den neuralgischen Schmerz gleich im Beginn wieder ausschaltet und so dem kranken Nerv Ruhe und Gelegenheit zur Heilung verschafft.

Wie ganz anders steht aber der Arzt da, welcher durch

seiner Hände Geschicklichkeit einen Patienten im Augenblick von heftigsten Schmerzen erlösen kann, als der Rezeptheld mit seinem Bleistift!

Bei intermittierendem Gesichtsschmerz darf der Behandelnde aber, ohne sich eine Blöße zu geben, dem Leidenden von vornherein Schmerzheilung versprechen, wenn er meine Methode befolgt. Allerdings kann er es auch hier erleben, daß nach kürzerer oder längerer Zeit die Algie mehr oder weniger heftig wiederkehrt, aber auch dem Recidiv gegenüber behauptet er seine Macht und zieht aus dieser Erfahrung nur die Regel, den Kranken nicht loszugeben, bevor etwa 20 Minuten verflossen sind und der kombinierte Handgriff noch ein- bis zweimal repetiert wurde. Ich wiederhole sogar die Manipulation, wenn keine Spur von Schmerz mehr eintritt, um dadurch prophylaktisch zu wirken.

Mein erster mit Handgriffen behandelter Fall war eine von Gesichtsschmerz gequälte Patientin, deren Krankengeschichte so interessant ist, daß ich ihr in gedrängter Kürze hier Raum geben muß.

P. H. v. S., 23 Jahre alt, ledige Bauerntochter, von gesunden, noch lebenden Eltern abstammend, neuropathisch nicht belastet, wohnt in einsamer Waldgegend und arbeitet als Bäuerin. Schwächlich beanlagt, trotz starkem Knochenbau, war sie früher stets gesund, aber spät menstruiert. Im Jahre 1887 traten zuerst Schmerzen in der rechten Oberkiefergegend auf, als deren Ursache kranke Zähne angesehen wurden. Medikamentöse Behandlung war erfolglos, weshalb Patientin ins Spital Münsterlingen gewiesen wurde, woselbst, nachdem durch Extraktion von 13 cariösen Zähnen keine Besserung erzielt werden konnte, am 1. Mai 1888 von Spitalarzt O. Kappeler die Nervenausschneidung des unteren Augenhöhlennervs vollzogen wurde.

Nach der Operation cessierten die Schmerzen bis August desselben Jahres, von welcher Zeit an sie sich allmählich wieder mit der früheren Intensität einstellten.

Am 12. Juni 1889 sah ich Patientin zum erstenmal während eines heftigen Anfalls. Es war eine schlanke, knochige Person mit vorgebeugter Kopfhaltung. Beständiger Tremor der Hände, leichteres Zittern auch der Beine. Mitten auf der Trachea in der Incisura sterni eine haselnußgroße harte Struma, welche bei Druck einen stechenden Schmerz bis zur Schläfe der kranken Seite auslöst. Vom Foramen infraorbitale rechts abwärts eine 5 cm lange, feine, sagittal verlaufende Narbe.

Status. Tic convulsif rechts. Pupillen gleich. Schmerzpunkte am Foramen infraorbitale, fraglich, ob nicht von der Operation herrührend.

Die intermittierenden neuralgischen Anfälle, welche die rechte Ge-
sichtshälfte betreffen, dauern 3—7 Stunden, zur Zeit treten sie gewöhnlich früh 7 Uhr auf, um bis 1 Uhr nachmittags ohne Unterbrechung anzuhalten.

Es wird ZBG. während 90 Sekunden angewendet, der Patientin
dabei jedoch nur angedeutet, es handle sich um eine Untersuchung.
Nachdem ich meine Hände weggezogen habe, ist der Schmerz völlig gewichen und kehrt desselben Tages nicht wieder.

Am 16. Juni zweite Sitzung mit demselben Erfolg. Die Patientin,
welche weit von mir entfernt wohnt, wird bestimmt, herzukommen, um
sich in ständige Behandlung zu begeben. Dieselbe beginnt am 14. Juli
1889. Patientin bekommt Weisung, sich sofort zu stellen, wenn sie den
Schmerzbeginn verspürt. Abends 6 Uhr zeigt sie sich, in 70 Sekunden
ist sie schmerzfrei.

15. Juli 8 Uhr a. m. 1 Minute 15 Sekunden Dauer — frei von
Schmerz bis 8 Uhr abends.

16. Juli 7 Uhr a. m. Vorbeugende Behandlung, den ganzen Tag
kein Anfall.

17. Juli 8 Uhr a. m. Behandlung 1 Uhr p. m., zeigt sich der Schmerz
wieder, um nach 90 Sekunden zu verschwinden.

18. Juli. Zwei Anfälle, die jeweils rasch ausgeschaltet werden, worauf vollständiges Wohlsein eintritt.

19. Juli 7 Uhr a. m., prophylaktische Behandlung. Anfall 3 Uhr
p. m. Behandlung 4 Uhr bei sehr heftigen Leiden, in 80 Sekunden Wohlbefinden den ganzen Abend.

20. Juli. Algie um 11 Uhr, nach 75 Sekunden verschwunden.

21. Juli. Der ganze Tag gut, nachts leichter Anfall. Prophylaktische
Behandlung.

22. Juli. Kein Anfall, nur etwas Schmerz im Hinterkopf.

23. und 24. Juli. Schmerz mehr in der Schläfengegend.

25.—28. Juli je eine Behandlung, Schmerz nimmt an Intensität ab.

29.—31. Juli tägliche Behandlung mit ZBG. und R., Algie tritt wenig
mehr im N. infraorbitalis, mehr im temporalis und occipitalis auf.

1.—8. August. Es dauert 28—36 Stunden, bis eine neue Algie auftritt, Schmerzen nehmen an Intensität ab. Patientin hat zugenommen und
fühlt sich wohl, geht nach Hause. Die Schmerzen treten zu Hause anfangs noch täglich im Hinterkopf, auch in Schläfe und Backe in leich-
terem Grade auf, die Kranke kann sie jedoch selbst mit dem erlernten
ZBG. beseitigen. Vom 20. August an hören sie ganz auf.

Die Kranke, obwohl sonst mit allerlei Leiden gequält, spürt nach
dieser Behandlung von ihrem Gesichtsschmerz nie mehr etwas bis im
Oktober 1891, also über 2 Jahre lang; da beginnt sich die Infraorbitalis-
neuralgie wieder etwas zu regen, es brauchte aber nur 4 Sitzungen unter
meiner Kontrolle, um das Übel zum Schweigen zu bringen. Später zeigten
sich bei ihr häufige und heftige Schmerzen im Proc. mastoideus, welche
einen zweiten Spitalaufenthalt im Jahre 1892 zur Folge hatten. Patientin
hatte ein Evidement beider Zitzenfortsätze durchzumachen. Im April
1893 citierte ich meine Klientin wiederum zu mir. Sie erklärt, sich nun
ganz wohl zu fühlen trotz Tremor und Tic convulsif. Mit Ausnahme

jenes kurzen Anklangs, habe sie seit meiner Behandlung im Sommer 1889 nie mehr etwas von der Infraorbitalneuralgie gespürt.

Nach der zweiten Operation sei auch Ruhe in den Ohren eingetreten, das Allgemeinbefinden sei gut, sie arbeite in Feld und Haus und stehe nun, nach dem inzwischen erfolgten Ableben der Mutter, allein dem Hauswesen vor.

Es darf dieser Fall von vollständiger Heilung einer Infra-orbitalneuralgie nach fruchtlos ausgeführter Nervenausschneidung, einzig und allein durch Handgriffe, gewiß als eine schöne Leistung mechanischer Therapie hingestellt werden, um so mehr als die Nachkontrolle feststellt, daß seit 7 Jahren keine Spur mehr vom früheren Leiden vorhanden ist.

Schlechter gestaltet sich die Vorhersage bei Fällen von kontinuierlichen Neuralgien und von Tic doulou-reux. Bei ersteren ist nur etwas zu erwarten, wenn die Hand-griffe jedesmal und sogleich den Schmerz zu unterbrechen ver-mögen, dann läßt man denselben nicht wieder aufkommen.

Beim „Zuckschmerz" habe ich in drei schweren, schon viele Jahre lang bestehenden Fällen trotz größter Mühe und Ausdauer auf manuellem Wege nichts erreicht. Zwei der Fälle waren schon ein-, resp. zweimal neurektomiert worden mit dem bekannten Erfolge, daß 3—6 Monate nachher die Algie in alter Intensität wieder erschien.

Meine vielfachen Untersuchungen und Beobachtungen an Kranken, welche an Tic douloureux litten, zusammengenommen mit den Erfahrungen der Chirurgen, daß nach einer Nerven-ausschneidung oder Ausreißung der Schmerz erst dann wieder, aber alsdann auch sicher auftritt, wenn durch Anastomosen mit anderen sensibeln Nerven (z. B. von der Nase her, Benedikt) die Verbindung mit der Peripherie wiederhergestellt ist, drängen mich zu der Überzeugung, daß der Zuckschmerz in der über-wiegenden Anzahl der Fälle auf einer peripheren Er-krankung der Nervenendigungen beruht. Wenn in ganz vereinzelten Fällen centrale Veränderungen (Erkrankung des Trigeminuskerns, Huguenin) vorgefunden wurden, so können diese entweder aus einer ascendierenden Neuritis erklärt werden oder wirklich ausnahmsweise Fälle von Tic mit Centralerkrankung sein. Für Projektion des Schmerzes von der Peripherie zum Centrum spricht ganz auffallend die Beobachtung, daß die ge-ringste Berührung der Haut, ja schon der Barthaare der erkrankten Wange, Sprechen, Kaubewegungen, Wärme und Kälte, sofort Anfälle hervorrufen; starker lokaler Druck und intensives Reiben denselben mildern, während ganz selten ein das Gehirn treffender Reiz Prosopalgie auslöst. Zudem habe ich bei meinen Patienten stets zahlreiche größere und kleinere Körnchen und Knötchen in der Mundschleimhaut der erkrankten Seite gefunden, deren Berührung sofort den Schmerz provozierte. Es sind dies wohl viel eher kleine Nervengeschwülste als vergrößerte Mundschleimdrüsen. Die pathologische Anatomie läßt uns mit zutreffenden Untersuchungen im Stich, weil ihr das Material dazu von den Klinikern und Chirurgen nicht geboten wird.

Rationeller, aber technisch wohl kaum durchführbar, wäre es, diese kleinen Geschwülste herauszuschneiden, als die Nerven an der Hirnbasis auszureißen, wie Thiersch vorgeschlagen hat. In frischen Fällen, wo die pathologischen Produkte noch fehlen, ist Heilung ohne Messer möglich. Da die Elektricität hier Erfolge aufweist, wäre a priori auch von Nervendehnung etwas zu erwarten. Mir kam aber, seitdem ich mechanische Therapie übe, noch nie ein frischer Fall von Tic douloureux vor. Jetzt würde ich einen solchen behandeln durch konsequente Dehnung der ganzen Wangenpartie mit den im Munde anfassenden Fingern.

In alten Fällen von Gesichtsschmerz habe ich, entsprechend der oben entwickelten Theorie, neuerdings eine Behandlung eingeschlagen, welche darauf hinzielt, die Veränderungen an den Nervenendigungen umzustimmen, resp. zur Rückbildung zu bringen. Ich habe dazu Einspritzungen in die Haut gewählt mit einem Mittel, das ich, wenn meine Versuche, die erst im Anfangsstadium sind, gelingen sollten, natürlich gerne preisgeben werde.

Bis jetzt habe ich bei einem 48-jährigen Manne, der 3 Jahre lang am heftigsten Tic litt und erfolglos von Ärzten und Quacksalbern behandelt wurde, eine nun 8 Monate andauernde Heilung erzielt.

Bei einem zweiten, 42 Jahre alten Manne, der schon 23 Jahre lang an fürchterlichem Gesichtsschmerz leidet, gelang es mir schon bedeutende Besserung, nicht aber völlige Heilung, zu erzielen, doch ist die Behandlungsdauer von 2 Monaten für solche Fälle eben nicht ausreichend.

Die erzielten Erfolge ermutigen immerhin zu weiteren Versuchen in der eingeschlagenen Richtung.

Neuralgien der Extremitäten.

Alle peripheren Schmerzen müssen, wo immer es angeht, nach dem Prinzipe der direkten Dehnung von Haut- und Muskelnerven, an der Schmerzstelle selbst angefaßt und behandelt werden.

Man darf sich nicht durch theoretische Deduktionen verleiten lassen, einem sog. ausgestrahlten Schmerz nur vom Stamme aus beizukommen zu suchen; jede erkrankte Stelle muß für sich in Behandlung genommen und, wenn sie Verhältnisse bietet, wo man das Ausziehen eines Gummischlauchs nachahmen kann, in dieser Manier traktiert werden. Es eignet sich hierzu an den Extremitäten hauptsächlich die Muskulatur am Oberschenkel und Oberarm, sowie diejenige der Waden. Fig. 20 zeigt die Methode deutlich ohne weiteren Text, es muß nur wiederholt darauf hingewiesen werden, daß der Arzt ja sich hüte, durch Quetschen und Kneifen den Eingriff für den Patienten unnötig zu einem empfindlichen und schmerzhaften zu gestalten.

Ich beginne die Behandlung der nervösen Schmerzen in den Extremitäten, wo es möglich ist, zwar immer mit Einwirkung auf den Stamm, in zweiter Linie folgt aber stets die Lokaltherapie.

Bei Schmerzen an Hals und Schulter, wie bei Schmerzen im Gebiete der Armnerven (Radialis, Ulnaris und Medianus) allein, wende ich Nervendruck und Zug am Hals in der Art an, wie Fig. 21 es darstellt.

Der Daumen der einen Hand wird oberhalb des Achselendes des Schlüsselbeins, längs desselben, flach hingelegt, mit dem ganzen Finger nach hinten und unten gedrückt, während mit der anderen Hand der Kopf des Patienten kräftig nach der entgegengetzten Seite hin gezogen wird.

Ohne behaupten zu wollen, daß durch diese Manipulation das Nervengeflecht der Achsel gerade stark gedehnt werde, kann ich doch konstatieren, daß die Wirkung dieses Handgriffs auf die peripheren Nerven des Arms eine intensivere und nachhaltigere ist, als die durch sog. Nervendruck. Ganz schön zeigte sich mir der Einfluß dieses Handgriffs z. B. bei einer Frau, welche ich wegen sog. toter Finger zu Gesicht bekam. Die nicht nervöse, aber etwas anämische 45-jährige Frau giebt an, seit 14 Tagen täglich um dieselbe Zeit, von 9—11 Uhr morgens, schlafen ihr die 4 Finger der rechten Hand ein und werden blutleer und gefühllos. Bei meinem Besuche, gerade um 9 Uhr früh, ist dies wieder in hohem Maße der Fall. Ich vollziehe an der Patientin den eben geschilderten Handgriff; bevor 1 Minute vergangen ist, sehe ich langsam die Finger sich wieder färben

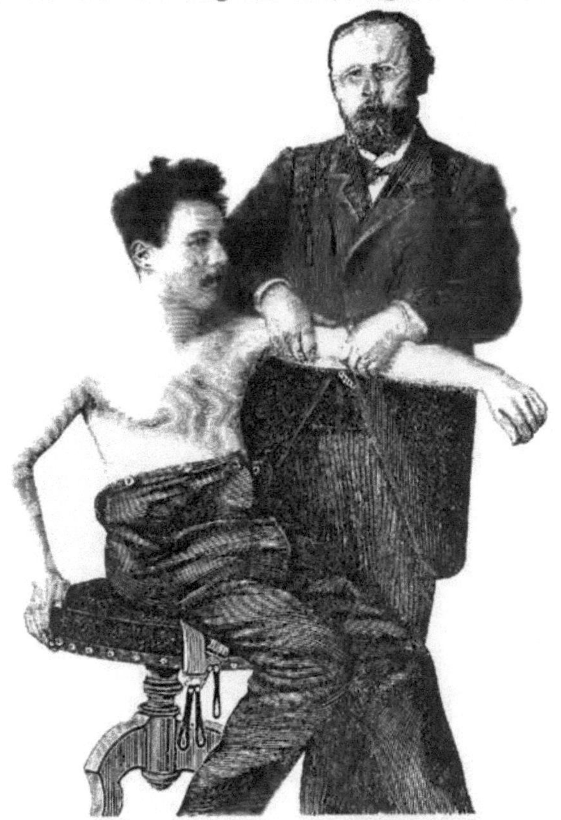

Fig. 20. Dehnung en masse.

und nach 70 Sekunden sind sie normal wie diejenigen der anderen Hand. Ich füge bei, daß nachher nur noch ein- oder zweimal sich leichte Anklänge der geschilderten Affektion zeigten und im übrigen das kleine Leiden durch meinen Eingriff beseitigt war.

Abnorme Gefühle verschiedener Art im ganzen Arme können ebenfalls vom Nervenstamm aus in angegebener Weise rasch zum Schwinden gebracht werden.

Ein 50-jähriger Herr, welcher vor 2 Jahren einen leichten Schlaganfall mit vorübergehender Lähmung des rechten Armes durchgemacht hatte und akut an Melancholie erkrankte, klagte besonders über ein schmerzhaftes Gefühl von Brennen in der betr. oberen Extremität. Der Plexusgriff befreite ihn sofort von der lästigen Sensation, dieselbe stellte sich am anderen Tage wieder ein, um bei Wiederholung des Verfahrens ebenso rasch wieder zu weichen. Fliegende, sog. rheumatische Schmerzen sind durch den centralen Griff besser zu beseitigen, wenn die ganze Extremität mehr weniger befallen ist. Fixe Schmerzen in einzelnen Muskelgruppen oder um schriebenen Hautpartien erfordern Lokalbehandlung nach angegebener Methode.

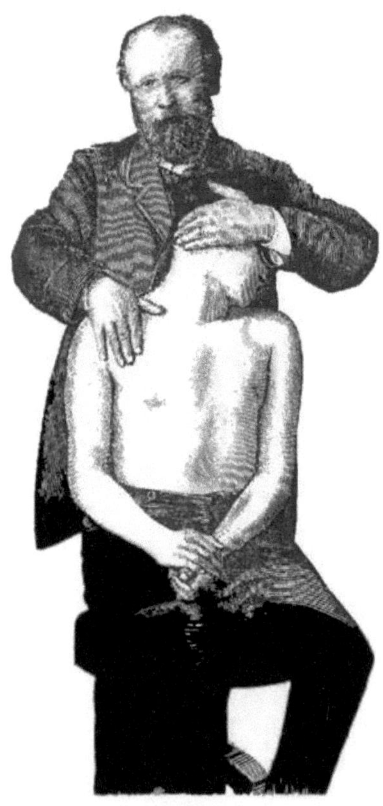

Fig. 21. Dehnung des Hals-
nervengeflechts.

Von den Nervenstämmen der unteren Extremität ist folgendes zu sagen.

Eine direkte Stammdehnung des Schenkelnervs unterhalb des Poupartbandes ist schwer ausführbar und, wegen der dabei notwendig erfolgenden starken Reibung der Haut, recht unangenehm. Wie dem Ischiadicus beizukommen ist, haben wir bei Behandlung der Ischias erörtert. (S. 98.)

Schienbein und Wadennerv lassen sich in der Kniekehle sehr gut beikommen, und bei peripheren Schmerzen des Fußes oder Unterschenkels leistet Dehnung dieser Nerven oft Vorzügliches. Zur Zeit der Influenza bekam eine Dame wiederholt heftige Neuralgien in beiden Unterschenkeln, welche durch den Handgriff in der Kniekehle mit mathematischer Sicherheit in 1 Minute zu beseitigen waren. Eine alte Frau litt in Rekonvalescenz von einer schweren Lungenentzündung an einem sehr schmerzhaften Krampf auf der hinteren Fläche des rechten Unterschenkels. Bei meinem Besuche hatte der Schmerz schon 3 Tage angedauert, eine einmalige Dehnung in der Kniekehle genügte, die ganze Affektion von der Bildfläche verschwinden zu machen.

Den eigentlichen Wadenkrampf behandle ich immer zuerst in loco und nachher noch mit Kniekehlegriff.

Gelingt es, die Muskelspannung zu lösen durch eine kräftige Etirage, so ist das Krampfgefühl sofort weg; um den Nerv in Ruhe zu bringen, wird nachher proximal gedehnt.

Das sonst übliche Reiben der Laien ist ebensowenig wie die kunstgemäße Massage imstande, so rasch und sicher den Wadenkrampf zu lösen, wie Muskel- und Nervendehnungen dies thun.

Die krampflösende und schmerzstillende Wirkung der Muskeldehnung en masse zu erproben, hatte ich 3 Wochen lang Gelegenheit bei einer 64-jährigen Hauspatientin, welche seit 3 Jahren an Schüttellähmung und infolge davon an sehr heftigen und schmerzhaften tonischen Muskelkrämpfen leidet. Oberarm- und Brustmuskeln rechterseits sind besonders häufig befallen und fühlen sich, wenn die Kranke über fast unerträgliche Schmerzen klagt, bretthart an. Eine sorgfältige, energische Streckung der fest kontrahierten Muskelmassen löst Spannung und Schmerz stets wieder auf lange Zeit. Die Krankheitsverhältnisse bedingen es natürlich, daß nach Stunden oder halben Tagen die Muskelkrämpfe sich wieder einstellen, dieselbe leicht auszuübende Behandlungsweise führt jedoch immer wieder zu gutem Resultat, unter allen Umständen wirkt sie so prompt und so lange, wie eine gewöhnliche Morphiumeinspritzung.

Ein kräftiges Klopfen an centraler Stelle, in oben (S. 133) angegebener Weise, leistet ebenfalls sehr gute Dienste, manchmal noch in Fällen, wo E. machtlos abgleitet.

Neuralgie der Bauchdecken im Gebiet des Ileohypogastrius links beobachtete ich in einem Falle von Gürtelrose am Bauche bei einem 34-jährigen Herrn. In der Periode des Abblassens des Ausschlags störte der Schmerz den Schlaf des Patienten sehr häufig. Sobald ich anfing, die ganze umschriebene schmerzhafte Bauchpartie abends nach dem Bettgehen in derselben Weise wie in Fig. 13 den rebellischen Magen zu dehnen, nahm die Neuralgie ab, und der Patient fand wieder seinen guten Schlaf. Die Behandlung mußte in diesem Falle etwa 10 Tage fortgesetzt werden, die heftigen Erscheinungen hatten zwar bald nachgelassen, aber lästige Empfindungen hielten noch einige Zeit an.

Bei einem alten, an Diabetes leidenden Herrn gelang es mir nicht, ohne Behandlung des Grundübels, nur auf mechanischem Wege, die bestehenden Bauchmuskel- und Hautschmerzen zu beseitigen. Schmerznachlaß trat zwar immer ein nach dem Handgriff, aber stets nur für kurze Zeit. Die Schmerzstellen lagen auch mehr in der Gegend der Austrittsstellen der Nerven am Wirbelkanal, denen beizukommen unmöglich war.

Einer alten Dame, welche an sehr starken Zwischenrippenschmerzen nach Gürtelrose litt, konnte ich anfangs mit MG. große Erleichterung verschaffen; als ich jedoch einmal die Manipulation zu energisch vornahm, bekam sie wieder heftigere Schmerzen und entzog sich darauf der mechanischen Behandlung.

Neuralgien der Geschlechtsteile.

Nervöse Schmerzen der Geschlechtsteile in Penis, Urethra, Scrotum und Labien sind durch Dehnungen der betr. Partien en masse zu behandeln und meist schnell und sicher zu beseitigen.

Es ist schon oben angegeben worden, wie durch Penisstreckung der brennende Schmerz nach dem Urinieren bei Gonorrhöe (Tripper) kurzweg abgeschnitten werden kann, ein Verfahren, so einfach als sicher, wofür die Patienten dem sie instruierenden Arzte stets dankbar sein werden.

Bei Schmerzen in der Blase, hauptsächlich in Fällen von Überreizung derselben und Blasenkrampf, wirkt der Handgriff, den wir bei Magenkrampf so wirksam erfunden haben, in der Blasengegend angewendet, in den meisten Fällen sofort lindernd, oft nach wenigen Sitzungen krampflösend, ein.

Natürlich überhebt die manuelle Therapie hier so wenig wie in anderen Fällen den Arzt der Pflicht, der Krankheit auf den Grund zu gehen und, wenn möglich, die Ursache derselben zu entfernen.

Ohrgeräusche.

Das höchst lästige Summen und Brummen im Ohr ist bekanntermaßen für die medicinische Kunst sozusagen unerreichbar, sie kennt kein sicheres Mittel, dasselbe in chronischen Fällen zu beseitigen.

Ich habe schon beim Katarrh der Ohrtrompete darauf hingewiesen und eine interessante Krankengeschichte darüber beigefügt, daß durch fortgesetztes Gähnen (Gähnkur) manchmal auch die Binnengeräusche im Ohr zum Schwinden zu bringen sind.

Wenn ein Gehörorgan im Zustande der Entzündung, Eiterung oder überhaupt acuter Erkrankung ist, so darf das folgende Verfahren nicht angewendet werden, es paßt überhaupt nur für ganz chronische Ohrleiden oder für die häufigen Fälle, wo Binnengeräusche, ohne daß ein Gehörleiden vorhanden ist, existieren. Ich verfahre folgendermaßen.

Die Ohrmuschel wird nach vorn umgestülpt, so daß sie den äußeren Gehörgang vollständig zuschließt, auf dieselbe

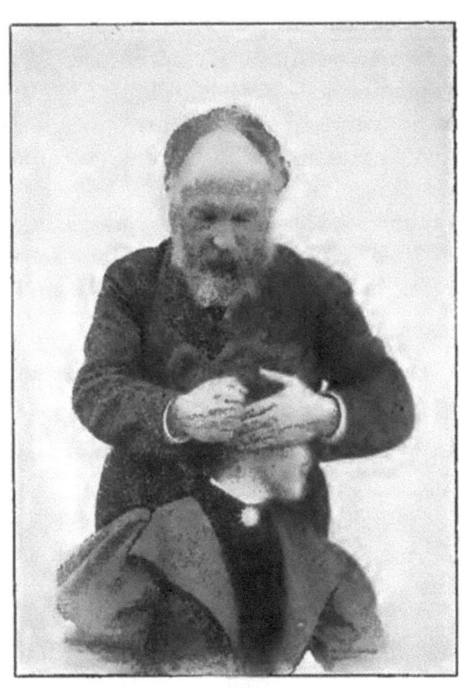

Fig. 22.

lege ich die linke Hand flach hin und drücke nur so viel, daß die Ohrmuschel fest auf dem Gehörgang aufliegt. Nun klopfe ich, in schon mehrfach beschriebener Weise, mit der rechten Faust in kurzen raschen Schlägen genau in der Richtung des äußeren Gehörgangs etwa $1^{1}/_{2}$ bis 2 Minuten lang. Die Prozedur, richtig ausgeführt, darf nicht schmerzen, sie soll kaum unangenehm empfunden werden. Nach Umlauf der besagten Zeit wird in sehr vielen Fällen der Patient erklären, jetzt sei das Geräusch vollkommen verschwunden oder doch bedeutend reduziert. In wenigen Fällen hört nach einmaligem Durchklopfen das Geräusch ganz auf, in den meisten Fällen erscheint es wieder nach kürzerer oder längerer Frist; da aber die Manipulation niemals nachteiligen Einfluß — im Gegenteil wirkt sie auf die Hörfähigkeit eher günstiger ein — auf das Gehörorgan ausübt, kann sie beliebig oft wiederholt werden, und Konsequenz führt auch hier manchmal zu schönstem Erfolg. Der Patient kann ganz wohl dahin instruiert werden, daß er das Verfahren an sich selber auszuüben imstande ist, wodurch es ihm ermöglicht wird, die Klopfkur lange Zeit fortzusetzen.

Unter meinen Krankengeschichten sind einzelne Fälle, wo eine einmalige Behandlung genügte, das Ohrensausen ganz zum Schwinden zu bringen, doch sind diese selten; hingegen kommt es auch nicht häufig vor, daß die Klopferschütterung ganz ohne Resultat bleibt. Die meisten Patienten sind sehr erstaunt, wenn nach der Behandlung einmal — und wäre es auch nur für kurze Zeit — das Lärmen, Rauschen, Brummen im Ohr und Schädel ganz verstummt.

Paresen. Lähmungen.

Bei unvollkommenen Lähmungen peripheren oder hysterischen Ursprungs (Paresen), welche nicht durch eine Zerstörung der Nerven- oder Muskelsubstanz bedingt sind, in Fällen, wo man gemeiniglich Elektricität oder Massage anzuwenden pflegt, habe ich mit Kopferschütterung sehr gute Resultate erreicht.

Bei Lähmung der Arme, Hände und Finger lasse ich die Erschütterung vom Nacken und den oberen Brustwirbeln ausgehen. Ich lege meine Linke platt auf die Haut zwischen den Schulternblättern, längs der Wirbelsäule, der Patient läßt die Arme ganz lose herabhängen, und es beginnt der kurze, rasche Klopfstoß mit der geballten Rechten, der 2 Minuten lang fortgesetzt wird. Der Patient spürt die Erschütterung bis in die Fingerspitzen; Individuen, die schon elektrisiert worden sind, vergleichen das Gefühl mit demjenigen, welches der faradische Strom hervorruft, nur ist mein Verfahren weniger unangenehm und schmerzhaft und — viel wirksamer. Die Klopferschütterung ersetzt nicht nur den faradischen, sondern auch den konstanten

Strom in diesen Fällen vollkommen. Ich gebe ganz gerne zu, daß bei Hysterischen die kurze, rasche Erschütterung, welche durch den ganzen Arm bis zu den Spitzen aller Finger dringt und ein eigenartiges Gefühl hervorruft, geeignet ist, die Suggestion anzuregen, und überlasse es dem Leser und dem Patienten, zu entscheiden, ob diese Art, Suggestion wachzurufen, der Hypnose vorzuziehen sei oder nicht.

Die 36-jährige Dienstmagd M. E. stellt sich im Sommer 1898 zur Behandlung. Seit 3 Jahren ist sie leidend. Die Krankheit begann mit einem schweren Augenleiden, das der Specialist als Neuritis (Sehnervenentzündung) bezeichnete und mit Einspritzungen unter die Haut und grauer Salbe behandelt hatte. Der Augenspiegel zeigt heute noch den Befund einer abgelaufenen Neuritis optica.

Hauptklage und Beschwerde neben allgemeiner Schwäche ist zur Zeit die mangelnde Kraft der Hände, besonders die rechte Hand ist ganz kraftlos. Die Lähmung schreitet langsam vorwärts, zur Zeit ist Patientin nicht imstande zu nähen und zu stricken, auch in Feldarbeit kann sie nichts leisten. Alle Reflexe sind vermindert, nur das Kniephänomen ist intakt. Kein Romberg, Lues absolut ausgeschlossen. Herztöne nicht ganz rein — funktionelle Störung.

Patientin erhält innerlich Blutsalztabletten und wird täglich mit Klopferschütterung am Nacken, zweimal 2 Minuten lang, mit Pausen von 10 Minuten, behandelt und nach 4 Wochen soweit geheilt entlassen, daß sie wieder ganz gut ihren Dienst versehen kaun. Spätere Nachrichten bestätigen die Fortdauer des guten Befindens.

N. N., 42-jährige Dame mit großem Uterusmyom und daher rührenden heftigen Metrorrhagien, hat seit Februar 1898 eine Schwäche der Hände, die stetig zunimmt.

Als Patientin im Juli d. J. in meine Behandlung kam, war sie gar nicht mehr imstande, die geringste Arbeit zu verrichten, konnte nicht schreiben, nicht selbst sich an- und auskleiden, noch allein essen. Die Muskulatur der Arme und besonders der Finger (Daumenballen) war ganz geschwunden.

Durch zweckentsprechende Injektionen wurden die Blutungen jeweils im Beginn coupiert und die fortschreitende Lähmung durch Percussatio von der Wirbelsäule aus behandelt.

Nach 4 Monaten, in welchen sich allerdings auch das Allgemeinbefinden merklich gehoben hat, ist Patientin wieder imstande, selbst Löffel, Gabel und Messer zu führen, zu schreiben und verschiedene kleinere Verrichtungen im Haushalt zu besorgen. Die Muskelkraft der Finger und Arme ist ganz bedeutend gewachsen, die Lähmungserscheinungen verschwinden. Medikamente wurden keine gegeben.

Diese Beispiele an scheinbar desolaten Fällen mögen genügen, zu zeigen, was mechanische Behandlung bei beginnenden und schon erheblich fortgeschrittenen Lähmungen noch zu leisten vermag.

Psychosen. Geisteskrankheiten.

Bei richtiger Auswahl und zweckmäßiger Behandlung der Fälle kann auch bei Geisteskranken statt des üblichen far niente durch Handgriffbehandlung Gutes gestiftet werden.

In Stadien der Erregung ist KStG. und P. ein prächtiges Beruhigungsmittel, allerdings wird man nicht einen Kranken mit Tobanfall sich als Versuchsobjekt wählen.

Bei deprimierten, melancholischen Patienten ist ein systematisches Durchspülen („Düngen") des Hirns, wie es der KkG. bewirkt, sicher ebenso gut wie eine Opiumkur, und bei den Angstgefühlen, worunter Melancholiker so schwer oft leiden, ist der MG. zugleich mit Tiefatmen in vielen Fällen das beste Linderungsmittel. Kaum brauche ich es anzudeuten, daß alle diese Manipulationen, weil nur auf das Symptom einwirkend, oft wiederholt werden müssen.

Man würde sehr unrecht thun, das Verfahren, weil nur ein symptomatisches, abfällig beurteilen zu wollen; hier, wie bei allen nervösen Zuständen, leistet eine erfolgreiche Behandlung der Symptome — freilich, wenn möglich, aller Symptome — sehr viel. Bei vielen Melancholischen mit dem Gefühl der Herzangst ist es mir gelungen, durch MG. und Tiefatmen, lang und systematisch durchgeführt, große Erleichterung zu verschaffen. Daß dies nicht in allen Fällen möglich ist, wird denjenigen, der die Natur dieses Leidens kennt, nicht wundern.

Von weiteren bei Geisteskrankheiten vorkommenden Erscheinungen sind auch — natürlich wieder nicht immer — die Sinnestäuschungen durch mechanische Behandlung zu beeinflussen.

Bei Geschmackstäuschungen ist durch Dehnung der Zunge nach vorn und seitlich manchmal eine sofortige Umstimmung zu erzielen.

Gehörshallucinationen habe ich in einem Fall von leichter Paranoia durch Klopferschütterungen wie bei den Binnengeräuschen im Ohr (s. diese) jedesmal wegbringen können. Der Patient machte die Prozedur später selbst und konnte von Gehörstäuschungen befreit entlassen werden. Ob der gute Zustand anhalten wird, ist allerdings noch nicht erwiesen, doch scheint mir ein Verfahren, das überhaupt imstande ist, vorübergehend die so hartnäckigen Gehörshallucinationen zum Schweigen zu bringen, wohl wert, weiter angewendet und geprüft zu werden.

Bei Gesichtstäuschungen würde ich sorgfältig angewendeten Augendruck empfehlen, bis jetzt kamen mir noch keine Fälle in die Hand, an denen ich selbst Versuche anstellen konnte.

Da in kundiger Hand ganz sicher alle obgenannten Manipulationen durchaus ungefährlich und unschädlich sind, möchte ich hiermit anraten, in der Psychiatrie auch mehr zu einer aktiven Behandlung einzelner, für Handgrifftherapie passender Fälle überzugehen.

Schwindel.

Der Schwindel ist, wie die Migräne, nur Krankheitssymptom und entspringt dieser ähnlich den verschiedensten Ursachen.

Mit der spastischen Form der Migräne hat er das Gemeinsame, ebenfalls durch einen Reiz auf die vasomotorischen Centren, der Kontraktion der Kapillaren erzeugt, hervorgerufen zu werden. Weitaus in der Mehrzahl der Fälle tritt Schwindel auf infolge von Magenreiz.

Germain Sée spricht sich darüber (s. Deutsche Med. Wochenschrift 1890, No. 33) folgendermaßen aus: „Der Schwindel, den man a stomacho laeso bezeichnet, läßt sich nicht durch eine einfache Reflexwirkung auf das Gehirn erklären. Der Schwindel besteht in einer cerebralen Cirkulationsstörung und nicht in einer Gehirnaffektion, die gar nicht zu erklären wäre. Irgend ein Reiz, ein Hungergefühl, eine schmerzhafte Ausdehnung des Magens, oft selbst ein unbewußter (!) Reiz von seiten des Magens gelangt zur Medulla oblongata, wo er das vasomotorische Centrum antrifft, und erzeugt dort eine Kontraktion aller (?) Hirngefäße. Es kommt so zu einer mehr weniger andauernden Blutleere, die durchaus nicht die Funktion des Gehirns nachteilig beeinflußt, obwohl sie in der Regel als drohende Kongestion sehr gefürchtet wird. Neben dem Schwindel figuriert die Agoraphobie, Platzfurcht, die gleicher Natur wie der Schwindel ist. Die Migräne entsteht unter ähnlichen Verhältnissen, sie ist ebensowenig wie der Schwindel direkt digestiven Ursprungs (Sarda), sondern ebenfalls eine Gefäßstörung infolge eines Magenreizes, der gleichfalls in den Bulbus gelangt und auf die Gefäßnerven des Kopfes, seiner Muskeln und des Gehirns selbst reflektiert."

Mit Behandlung des Schwindels als solchen, oder besser gesagt des Schwindelanfalls, genügen wir unter allen Umständen nur einer symptomatischen Indikation und setzen uns eventuell dem Vorwurfe aus, nicht rationelle Therapie zu treiben, weil Schwindel einer ganzen Reihe differenter Krankheitsbilder als Symptom zugehört.

Demgegenüber hebe ich hervor, daß auch der Kliniker gezwungen ist, in vielen Fällen dem in Rede stehenden hervorstechendsten Symptome speciell seine Therapie angedeihen zu lassen, wenn er, sei es auch mit der Aufforderung, die Ursachen aufzusuchen, den Schwindelanfall durch Derivantien und hydropathische Prozeduren u. s. w. (s. Eichhorst, Spec. Pathologie und Therapie III, S. 530) zu bekämpfen empfiehlt. Gar häufig muß er sogar, trotz des großen Apparates, mit dem er zu Felde zieht, seine Ohnmacht bekennen gegenüber dem ebenso hartnäckigen wie lästigen Feinde.

Vielfache Erfahrung hat mich gelehrt, daß Schwindel in weitaus der Mehrzahl der Fälle auf Oligämie (Blutleere) gewisser Hirnbezirke basiert, daß er, dem nervösen Kopfschmerz adäquat, den ihn veranlassenden Reiz lange überdauert und daß unter diesen Voraussetzungen wir im KkG. (s. Fig. 6, S. 25) ein souveränes Mittel gegen den Schwindelanfall besitzen.

Habe ich durch Anamnese und Exploration festgestellt, daß der konkrete Fall in die Kategorie des „oligämischen" Schwindels gehört, so lasse ich den Patienten sich auf einen Stuhl vor mich hinsetzen, nehme seinen Kopf in die Hände, knicke und schiebe denselben ganz kräftig nach vorn und unten, verharre $1\,^1/_2$ bis 2 Minuten in dieser Position, um dann wieder langsam und sachte in Grundstellung zurückzukehren, KkG.

Nach früher Gesagtem bewirkt die eben angeführte Manipulation einen vermehrteren und rascheren Zufluß von arteriellem Blut zum Gehirn, ohne Stauung im venösen System zu verursachen. Die angegebene Zeit genügt erfahrungsgemäß, diejenigen Regionen im Hirn, welche im Zustande von Oligämie sich befanden, wieder unter normale Cirkulationsverhältnisse zu versetzen, wodurch der Schwindel gehoben wird.

In einer ganzen Anzahl von Fällen reicht die einmalige Anwendung des KkG. aus, den Schwindel bleibend zu beseitigen. Es sind dies besonders Schwindelanfälle infolge von Magenstörung; hie und da ist dies auch der Fall bei apoplektischen Schwindel und sozusagen stets in den Formen, wo der Schwindel zurückgeblieben ist nach längst entschwundenem Reiz. Keine oder nur vorübergehende Resultate sind zu erwarten, wenn unheilbare organische Leiden irgendwelcher Art dem Symptome zu Grunde liegen.

Einige Krankengeschichten mögen meine Erfolge bei verschiedenen Formen von Schwindel klarlegen.

S. M., 36-jährige Hausfrau, wurde im August 1890 von so heftigem Schwindel befallen, daß sie regungslos im Bette liegen mußte und nicht einmal die Augen zu öffnen wagte, aus Furcht, Schwindel zu bekommen. Hausmittel, die seit ein paar Tagen angewendet worden und hauptsächlich in Laxantien bestanden, waren absolut erfolglos geblieben. Die Kranke weiß keine Schädlichkeit anzugeben, auf welche sie ihr Leiden zurückführen könnte; da sie aber häufig von Migräne heimgesucht wird, halte ich den jetzigen Anfall für ein Äquivalent von Hemikranie. Mit Mühe ist Patientin zu bewegen, sich bei geschlossenen Augen aufzusetzen, um sich zum KkG. einzurichten. Nach Anwendung des Handgriffs während $1\frac{1}{2}$ Minute ist die Kranke imstande, die Augen zu öffnen, sie fühlt sich völlig schwindelfrei, den ersten Augenblick seit 4 Tagen. Das erste Mal dauert das Wohlbefinden nur $\frac{1}{2}$ Stunde, nachher werden die Pausen immer größer, und nach fünf Sitzungen innerhalb 4 Tagen ist die Kranke vom Schwindel geheilt, ohne daß ein medikamentöses Mittel angewendet worden wäre.

S. N., 51 Jahre alte Bäuerin, hatte nach vorangegangenem heftigen Schwindel am 21. Sept. 1889 einen apoplektischen Insult mit vollständiger Lähmung der rechten Seite und Paraphasie. Die Sprachstörung dauerte noch monatelang an, verschwand aber im Laufe des folgenden Jahres vollständig. Die Paralyse der Extremitäten heilte verhältnismäßig rasch und ließ durchaus keine Kontrakturen und Steifigkeiten zurück. Ich befolge nämlich bei allen Apoplexien, auch wenn die Aussicht auf Wiederherstellung eine minime ist, konsequent den Grundsatz, gleich vom ersten Tage an passive Bewegungen aller betroffenen Gelenke zuerst selbst auszuführen und nachher durch das Wartepersonal mehrmals im Tage wiederholen zu lassen. Alle Bewegungen müssen ausgiebig durchgeführt und besonders Finger- und Handgelenke durchgedrückt werden. Macht man die Übungen gleich von Anfang an, so sind und werden sie nicht schmerzhaft, und die lästigen, störenden und später sehr schmerzenden Kontrakturen kommen gar nicht zustande. Die Wiedergebrauchsfähigkeit der gelähmten Glieder wird eine viel vollkommnere als bei allen anderen Behandlungsmethoden, die Anwendung der Elektricität kann erspart werden. Ich mache hier diese Parenthese, weil ich viele ausgezeichnete Ärzte kenne, welche die Gliedmaßen der Apoplektiker massieren und galvanisieren,

aber die früheren Passivbewegungen nicht kennen oder nicht üben [1]).
Am 18. Sept. 1890, gerade 1 Jahr nach dem ersten apoplektischen Anfall, stellte sich Schwindel und Erbrechen ein; nach 3 Tagen ist beides
wieder vorbei, aber am 23. Nov. 1890 trat aufs neue so heftiger
Schwindel auf, daß Patientin ins Schwanken geriet, sich an den Wänden
halten und ins Bett gebracht werden mußte. Brechreiz, Sprachstörungen
und Lähmungen blieben aus. Ich wurde sogleich zu der Kranken geholt und traf sie im dunklen Zimmer, in Rückenlage auf dem Bette
liegend, nicht wagend ein Auge zu öffnen, geschweige sich aufzurichten.
Nach vieler Überredung und unter Angabe, es sei zur Untersuchung
notwendig, brachte ich die Kranke dazu, sich im Bette aufzusetzen.
Sogleich wird KkG. appliziert, die Kranke, welche gar nicht wußte,
worum es sich handeln sollte, erklärte aus freien Stücken, nun fühle sie
sich viel wohler, öffnete die Augen und saß frei da. In zwei Intervallen
von je 10 Minuten wiederholte ich den Handgriff, nun war der Schwindel
spurlos verschwunden, kehrte nicht wieder auch bei einem Influenza-
anfall mit starkem Kopfschmerz im April 1893. Die Kranke ist zur Zeit
gesund und vollkommen arbeitsfähig.

M. A., 79-jährige Witwe, hatte unter starkem Schwindel und Erbrechen schon zwei leichtere Apoplexien mit nur vorübergehenden
Störungen durchgemacht, als sie im Nov. 1890 wiederum an heftigem
Schwindel erkrankte. Sie lag, als ich gerufen wurde, im Bett, konnte
zwar die Augen öffnen, erklärte aber, sie habe das Gefühl, wie wenn das
ganze Zimmer mit ihr im Kreis ringsum gehe (Radschwindel). Es be-
stand kein Zweifel über die Diagnose, wir hatten, wie im vorigen Falle,
apoplektischen Schwindel vor uns; das Herz erwies sich aber nicht wie
dort völlig gesund, denn es wurde arhythmischer, intermittierender Puls
konstatiert. Ich machte die Frau im Bett aufsitzen und vollführte in
sehr gezwungener Stellung den KkG., da es unmöglich war, von hinten
beizukommen. Nach 70 Sekunden fühlte sich die Alte ganz schwindelfrei und blieb bis heute von Apoplexie und Schwindelanwandlungen
verschont. Kontrollbesuche und bezügliche Anfragen sind seither wiederholt gemacht worden.

Der 65-jährige Landwirt und Händler H. J. in S. litt neben Tic
convulsif rechterseits schon seit wenigstens 8 Jahren an Schwindel und
zwar in der Art von kurzen Attacken — Schwickschwindel. Vor langer
Zeit, er kann das Jahr nicht mehr angeben, es mögen aber wohl 25 Jahre
her sein, hatte er einmal einen apoplektischen Insult, ohne Recidive seither. Im Dezember 1890 unterzog sich Patient meiner mechanischen Behandlung, spürte sofortige Erleichterung nach der ersten Sitzung, und
nach vier weiteren Sitzungen war der Mann von seinem Schwindel durch
den KkG. allein geheilt. Ich sah den Kranken wieder im April 1893,
wo er an Influenza litt, er versicherte mich, seither, also volle 3 Jahre
lang, nie mehr Schwindel gehabt zu haben, und preist sich glücklich,
daß ein so einfaches Verfahren zustande brachte, was eine Reihe von
Ärzten und Mitteln in Jahren nicht vermocht hatte.

---

[1]) S. Apoplexie.

S. J., Landwirt, 69 Jahre alt, hatte schon oft heftige und lang-
dauerernde „Schwindelperioden", die aller ärztlichen Behandlung trotzten.
Emphysem, Herzhypertrophie und Atherom werden konstatiert, Magenstörungen sind zur Zeit ebenfalls vorhanden. Am 7. Dez. 1891 wurde
Patient zum ersten Male mechanisch behandelt; sofort nach der Manipulation war der Schwindel wie weggeblasen. Erst nach 1 Jahre zeigte
sich ein Recidiv, das ebenso schnell beseitigt werden konnte. Im April
1893 waren Herz- und Lungenleiden so viel weiter geschritten, daß
hydropische Erscheinungen eintraten, der Schwindel aber regte sich
nicht.

O. K., 46 Jahre alt, Landwirt. Patient, starker Potator, leidet schon
lange an Schwindel, so daß er nicht in die Höhe sehen und keine Leiter
besteigen darf. Kam Mai 1892 in Behandlung. In fünf Sitzungen von
seinem Übel befreit, wünscht er im März 1893 ausdrücklich wieder durch
Handgriff behandelt zu werden, weil ihm einzig diese Behandlungsweise
gut gethan und geholfen habe, während alles, was er sonst probierte,
resultatlos geblieben sei. Auch jetzt zeigt sich der KkG. wirksam, wiewohl Patient sich im Trinken weder während noch nach der Behandlung zurückhielt.

Frau F., 70-jährige Witwe in K., klagt, sie bekomme schon lange
Zeit jeden Morgen beim Aufsitzen Schwindel, der dann lange anzuhalten
pflege. Der Fall erinnert an ein Experiment Leubes, der Schwindel
bei einem Kranken hervorrufen konnte, indem er in Rückenlage des
Patienten auf dessen Magen drückte und dann den Kranken aufstehen
ließ (Eichhorst l. c. III. S. 104). Magenleiden fehlt, aber es sind ge-
schlängelte atheromatöse Arterien vorhanden.
Die einzige Therapie war Anwendung des KkG. in 5—6-tägigen
Zwischenräumen. Nach fünf Sitzungen erklärt sich die Kranke für geheilt. 4 Monate später treffe ich dieselbe wieder, sie giebt an, es zeige
sich nur hie und da einmal noch eine Spur des alten Übels, welche sie
aber gar nicht beachte, sie fühle sich geheilt.

Fr. H., 60-jährige Hausfrau, hat schon mehrere Monate lang fast anhaltenden Schwindel, wogegen ihr Hausarzt erfolglos ankämpfte, von der
vorigen Patientin wird sie an mich gewiesen. Es ist weder Magenleiden
noch Stuhlverstopfung vorhanden, und an Apoplexie hat die Kranke nie
gelitten; die Frau kann zwar ausgehen, aber „oft schwanke sie wie ein
Betrunkener, so daß sie sich förmlich schäme herumzulaufen". Behauptet,
nur wenig und jetzt gar nicht zu trinken. Nach dem ersten KkG. fühlt
sie sich nicht völlig frei, aber viel besser, und nach drei weiteren
Sitzungen in Abständen von 2—3 Tagen ist die Frau gesund und bleibt
es, wie sie mir 2 Monate später bei einem Kontrollbesuche versichert.

W., 56-jähriger Beamter, mit einem Milztumor, welcher den ganzen
Bauch einnahm und wenigstens 10 kg wiegen mochte, konsultierte mich
im Nov. 1890 und klagte unter anderem hauptsächlich über sehr lästigen
Schwindel. Ich machte probeweise den Versuch mit KkG., der Schwindel
schwand, doch dauerte die Erleichterung, wie kaum anders erwartet
werden konnte, nur einige Stunden an.

Selbstverständlich giebt es Fälle, wo der Handgriff gegen Schwindel nur für kürzere Zeit wirksam bleibt und oft wiederholt werden muß; so habe ich zur Zeit ein sehr anämisches Mädchen in Behandlnng, das besonders am Morgen stark an Schwindel leidet. Der KkG. beseitigt jedesmal das Leiden für den ganzen Tag, selten tritt gegen Abend eine leichte Reminiscenz davon auf, die jeweils schnell wieder verwischt werden kann. Fälle, wo der KkG. nicht wenigstens momentan gut that, habe ich noch keine in Händen gehabt.

Besonders hervorzuheben ist noch die prompte Wirkung des KkG. bei Schwindel, der infolge von Zurücklegen des Kopfes, Redressement, wie wir früher gesehen haben, nicht selten entsteht, ein rechter hübscher Beweis der mechanischen Wirkung und Gegenwirkung der beiden Manipulationen. Derjenige Schwindel, welcher sich in „zwitschernden" Bewegungen vor den Augen kundgiebt, kann sehr leicht beseitigt werden durch AG.; am schnellsten hilft hier das Verschieben beider Augachsen nach innen.

N. K., 54-jähriger Kaufmann, klagt über Schwindel und giebt an, er habe dabei das Gefühl, wie wenn man ihm mit ausgespreizten Fingern der Hand immer vor den Augen hin- und herfahren würde. Ich schiebe ihm mit Daumen und Zeigefinger der Rechten die Augäpfel gegeneinander und halte sie ca. 30 Sekunden nur in dieser Stellung. Wie ich langsam weggleitend die Hand entferne, ist der Schwindel ganz verschwunden und kehrt denselben Tag nicht wieder. Patient macht nachher bei hie und da wieder auftretenden ähnlichen Schwindelzufällen den Handgriff mit bestem Erfolg selber.

Sach- und Wortregister.

Buschan, Dr. med. et phil. G., **Bibliographischer Semesterbericht der Erscheinungen auf dem Gebiete der Neurologie und Psychiatrie.** Erster Jahrgang. 1895. Erste Hälfte. Preis: 2 Mark 50 Pf. Zweite Hälfte. 1896. Preis: 3 Mark 60 Pf. — Zweiter Jahrgang. 1896. Erste Hälfte. Preis: 4 Mark. Zweite Hälfte. 1897. Preis: 4 Mark 40 Pf. — Dritter Jahrgang. 1897. Erste Hälfte. Preis: 4 Mark 50 Pf. — Zweite Hälfte. 1898. Preis: 6 Mark. — Vierter Jahrgang. 1898. Erste Hälfte. Preis: 5 Mark 50 Pf.

Dreyfuss, Dr. R., Specialarzt für Hals-, Nasen- und Ohrenleiden in Strassburg i. E., **Die Krankheiten des Gehirns** und seiner Adnexa im Gefolge von Naseneiterungen. 1896. Preis: 3 Mark.

Wiener klin. Rundschau vom 2. August 1896:

Der Verfasser hatte die glückliche Idee, dem Beispiele Körner's folgend, die Erkrankungen des Gehirns im Verlaufe von eitrigen Nasenerkrankungen an der Hand der in der Litteratur zerstreuten Fälle zu untersuchen. Dieses Unternehmen ist um so dankenswerter, als das Interesse der Fälle ein grosses und vielfaches, die Zahl derselben aber spärlich, dem Einzelnen oft nicht zugänglich ist. Wie emsig die Litteratur benutzt wurde, beweist die zum Schlusse gegebene Uebersicht . . .

Guder, Dr. Paul, 1. Assistenzarzt der Grossh. Sächs. Landes-Irren-Heilanstalt zu Jena, **Die Geistesstörungen nach Kopfverletzungen** unter besonderer Berücksichtigung ihrer gerichtsärztlichen Beurteilung. 1886. Preis: 2 M. 40 Pf.

Hauptmann, Dr. Carl, **Beiträge zu einer dynamischen Theorie der Lebewesen.** I. Band: **Die Metaphysik in der modernen Physiologie.** Neue, durch ein Autorenverzeichnis vermehrte Ausgabe. Preis: brosch. 8 Mark, geb. 9 Mark.

Hückel, Dr. Armand, **Die Rolle der Suggestion** bei gewissen Erscheinungen der Hysterie und des Hypnotismus. Kritisches und Experimentelles. Preis: 1 Mark 80 Pf.

Kraepelin, Dr. Emil, Professor der Psychiatrie in Heidelberg, **Ueber geistige Arbeit.** Zweite durchgesehene Auflage. 1897. Preis: 60 Pf.

—— **Zur Hygiene der Arbeit.** 1896. Preis: 60 Pf.

—— **Zur Ueberbürdungsfrage.** 1896. Preis: 75 Pf.

Zeitschrift für Realschulwesen:

Kraepelin's Schriften sind jedem Lehrer und Schulbeamten zur Lektüre wärmstens zu empfehlen.

Litterarisches Centralblatt:

Die Schriften K. können Lehrern sowie allen, denen an Heranziehung eines körperlich und geistig gesunden Geschlechts gelegen ist, nicht warm genug zum Studium empfohlen werden.

Neue Bahnen:

Der Inhalt dieser drei Schriften steht in engster Beziehung zu einander und lässt sich daher auch nicht scharf von einander abgrenzen; während die erste Abhandlung, die geistige Arbeit, ihre Bedingungen und die ihr folgende Ermüdung im allgemeinen bespricht, zieht die zweite die letztere besonders in Betracht, und die dritte giebt die Mittel an, durch welche die Ermüdung beseitigt und unschädlich gemacht wird, ferner wird hier die Zukunft noch manchen Baustein herbeischaffen müssen, bis der Bau vollendet werden kann; aber dankbar muss es die Pädagogik begrüssen, wenn ihr die Gelehrten aus ihren Werkstätten so wertvolles Material liefern, wie es uns in den genannten drei Schriften vorliegt.

—— **Ueber die Beeinflussung einfacher psychischer Vorgänge durch einige Arzneimittel.** Experimentelle Untersuchungen. Mit einer Curventafel. Preis: 6 Mark 50 Pf.